精神科护理风险评估手册

主　编　许冬梅　邵　静

中国健康传媒集团
中国医药科技出版社

内容提要

这是一本对精神障碍患者在临床上的各种意外事件进行风险评估的护理类专业书籍，介绍了精神科护理风险评估的概念，并针对自杀、攻击、跌倒、压力性损伤、噎食、外走等意外事件诠释了评估全要素。该书内容翔实、专业、实用，可供精神科专业人员使用。

图书在版编目（CIP）数据

精神科护理风险评估手册/许冬梅主编．—北京：中国医药科技出版社，2019.10
ISBN 978-7-5214-1381-6

Ⅰ．①精…　Ⅱ．①许…　Ⅲ．①精神病学-护理学-风险管理-手册
Ⅳ．①R473.74-62

中国版本图书馆 CIP 数据核字（2019）第 211885 号

美术编辑　陈君杞
版式设计　友全图文

出版　**中国健康传媒集团**｜中国医药科技出版社
地址　北京市海淀区文慧园北路甲 22 号
邮编　100082
电话　发行：010-62227427　邮购：010-62236938
网址　www.cmstp.com
规格　958×650mm $^{1}/_{16}$
印张　11 $^{1}/_{4}$
字数　168 千字
版次　2019 年 10 月第 1 版
印次　2023 年 10 月第 3 次印刷
印刷　三河市万龙印装有限公司
经销　全国各地新华书店
书号　ISBN 978-7-5214-1381-6
定价　39.00 元

获取新书信息、投稿、为图书纠错，请扫码联系我们。

编委会

主　编　许冬梅　邵　静

副主编　高　静

秘　书　蔡　壮

编　者　（以姓氏笔画为序）

马贵君　王　冲　王书芬　王永娜

王翠玲　刘　晓　刘书红　许冬梅

李　鑫　李卫华　李志新　李英丽

李菲菲　李耀所　邱　莲　宋　晓

张　戈　张大伟　张卫东　张健一

张雅珍　邵　静　赵　静　郝小宁

高　静　费　琤　聂明海　蔡　壮

潘桂平

前　言

精神科护理学伴随着精神医学走过了几百年的历史，从中世纪前用迷信巫术解释精神病现象，到18世纪法国医生菲利普·比奈尔首次提出用人道主义的态度对待精神病患者，从而开创了精神科护理的先河。随着物质生活水平的提高以及人类文明程度的增加，人们的价值观正在不断地遇到考验和挑战，疾病谱已经发生了明显改变，精神科的发展从“传染病时代”“躯体时代”转变为“精神疾病时代”。然而面对患者随时会发生的自杀、自伤、伤人、毁物、外走等意外情况，精神科医务人员只用看护手段是远远不够的，如何更好地防范患者的意外事件，降低安全隐患成为精神科医务人员工作的重点和难点。

由于精神障碍患者的风险事件给人们的生活、生命、财产等各个方面造成的影响和损失难以预判，因而对他们进行全方位的风险评估，特别在风险事件发生之前或之后（但还没有结束），进行量化评估就显得尤为重要。简言之就是对患者的意外事件进行量化测评，在事件发生之前能起到很好的防范和规避作用，因此风险评估就成为精神科防范患者意外事件的重要工具。面对各种评估工具，如何使用、如何评估、实用性如何，需结合临床案例说明。

本书以精神障碍患者在临床上经常出现的如自杀、攻击、跌倒、压力性损伤、噎食、外走等各种意外事件为切入点，并突出了如下的特点：①对每种意外事件进行剖析，从概念、评估工具、量表使用、案例分析、护理措施等多个方面诠释意外事件的评估、处理、措施，实用性强。②增加了知识链接、思维导图等表现形式，知识与图像相结合，更便于读者理解。③根据老年人的特点，引入老年综合评估的护理理念，对老年精神障碍住院患者提供更有针对性的全方位风险评估。

本书为精神科护理类专业书籍，可供精神科专业人员使用，也可作为临床护生的参考书籍。

在编写本书的过程中，我们参考了大量的国内外相关文献，在此对有关作者及出版单位表示诚恳的感谢。由于编者水平有限，再加上编写时间仓促，书中难免有不妥或疏漏之处，我们恳请有关专家及读者提出宝贵意见，以便今后进一步修改，使之更加完善。

编　者
2019 年 8 月

目　　录

第一章　风险管理

风险管理是一门新兴的管理学科，自 1930 年开始萌芽，起源于美国受到经济危机的影响后为了应对经济危机而采取的举措，是风险与管理控制的有机结合。风险管理曾是商界行政管理人员的必修科目，风险管理的理论被广泛运用。

一、风险管理的基本概念

（一）风险

风险一词是舶来品，在早期的运用中被理解为客观存在的风险，主要体现为自然现象或者航海遇到礁石、风暴等事件。经过两百多年的演绎，风险一词随着人类活动的复杂性和深刻性逐渐深化。现代意义的风险已经远远超出遇到危险的含义，而是指遇到破坏或损失的机会。它有广义与狭义之分，广义风险指的是风险产生的结果可能带来损失、获利或者是无损失也无获利，强调的是风险的不确定性，如我们比较熟悉的金融风险就属于此类；狭义风险指的是有风险就意味着有损失，没有从中获利的可能性。当下对风险进一步定义为个人和群体对未来遇到伤害的可能性以及对这种可能性的认知和判断，并认为如果针对这种可能性，采取恰当的措施会使破坏或损失的概率下降甚至不会出现，其中的意义不仅仅是规避了风险，可能还会带来比例不等的收益。因此控制风险，在风险中寻找机会的意义被深化，这将是通过决策、计划、组织、领导、控制等一系列动作来引领实现的过程，即针对风险做出管理。

（二）风险管理

二十世纪八十年代，中国学者将风险管理的理论引入中国，若干年来风险管理在各个领域逐渐深化，其中包括医疗领域。风险管理就是规避因社会组织或者个人风险而带来的消极结果，并寻找机会创造收益的过程，是一套有计划、有决策、能实施、见效果的风险控制体系，其中包括对风险的识别、估测、发展及应对风险的策略。理想的风险管理需甄别主要风险与次要风险、客观分析风险与损失之间的利害关系，将潜在或已经存在的风险排好优先次序，优先处理可以引起最大损失及最可能发生的事情，相对风险较低的事情延续处理。然而我们知道，现实环境里优化的过程非常困难，经常出现判断与实际不符的情况，所以要求实际操作过程中不断提高发现、判断和解决问题的能力。

（三）风险管理的具体含义

1. 风险管理的对象是风险。

2. 风险管理的主体可以是任何组织和个人，包括个人、家庭、营利性组织和非营利性组织。

3. 风险管理的过程包括风险识别、风险估测、风险评价、风险管理技术和风险管理效果评价等。

4. 风险管理的基本目标是以最小的成本收获最大的安全。

5. 风险管理是一个独立的管理系统，并已成为一门新兴学科。

二、风险管理在医疗体系的运用

近年来，随着公众医疗健康知识水平的提高，法制观念和自我保护意识的增强，医疗护理承担的风险越来越大。我们知道，风险管理是一个管理程序，如何保证安全、发现风险隐患和降低风险系数是医疗行业管理者的首要任务。

（一）医疗风险

1. 什么是医疗风险

医疗风险与行业有关，是指医院在医疗服务过程中发生医疗失误或过失导致的不安全事件的风险，以及所面临的各种风险。随着医疗体制改革的不断深入，医院所依存的内、外部环境发生着重大变化。医疗机构向着便利及一体化的服务模式发展。医疗机构在发展与变革的同时，也承担着越来越多的风险，归纳起来主要包括医疗护理、政策与体制、疾病传播、职业暴露、突发公共卫生事件、财产损失、环境污染等，既存在医疗、非医疗风险，又有外部和行业内部风险；有可控制层面，又存在无法控制情况。纷纭繁复的背后与多种因素有关系。

（1）服务对象的因素：也就是维护患者生命及安全、促进患者健康过程中所带来的风险。医疗行业的服务核心是患者，个体化的生理结构及成长过程、不同的社会背景及心理因素千差万别，影响着疾病的发生、发展与转归，即使是相同的疾病发生在不同的个体，结果可能不同。

（2）医疗技术水平限制所带来的风险：医疗技术是一门需要探索、实践、不断发展的科学，任何时候均有它的局限性并不能解决所有的问题。

（3）医患关系之间的矛盾：医院是一个为人们提供帮助、消除病患的场所，人们对健康与生命充满敬畏，需求迫切，不可避免的各种社会矛盾凸显其中，有服务与需求的矛盾、对疾病认识及转归存在偏差的矛盾、医院设施与实际应用不匹配的矛盾、医疗水平及社会保障体系存在不均衡的矛盾等，风险无所不在，可能造成的损失更是不可估量，甚至影响整个行业机构的发展。医患关系之间存在的矛盾是当下值得思考的问题，主要与对疾病缺乏科学认识、诊疗方法与后果存在差异或不被患者及家属认同、医患双方未予充分的信任与接纳、提供的服务与需求存在落差、诊疗过程不够便利等因素相关，使医疗工作畏首畏尾，耗费精力、花费时间巨大。

（4）系统性因素：亦与医疗风险十分相关，其中包括环境设施、部门间的协调、法律法规的发展与完善，社会认同及体系保障等，医院风险管理由此面临前所未有的挑战。

2. 医院风险管理

医疗行业的风险管理是由我国学者连斌提出的，是指通过对现有和潜在医疗风险的识别、评价和处理，有组织、有系统地减少医疗风险事件的发生，并评估风险事件对患者和医院的危害及经济损失，以不断改善医疗质量，提高医疗工作的社会效益和经济效益的管理活动。医院通过组织建设、风险识别、风险评估、风险控制、风险处理等一系列活动来发现、了解、处理风险，促成医院减少失败、实现目标。医院风险管理是由医疗、护理、医院感染、药械、财务、后勤保障、生物安全等不同部门、不同人员共同参与实现的，这就是医院风险管理体系。

3. 医院风险管理体系

医院风险管理体系实际上是指各医院结合自身特点，积极引进先进的控制理论方法，有效进行内部控制而建立的严密的组织管理体系。在这个管理体系的架构下各部门分工明确，落实风险责任制度并实施监控。部门间彼此独立又注重衔接，既相互配合又彼此制约。整个体系中包括组织成员、组织架构、评估程序、管理制度、控制方案、具体操作程序以及应急处置方案、效果评价及考核机制、发展策略及规划。医院风险管理体系发展到今天是逐步向着科学化管理模式实现的，目前已经建立的包括电子风险评估体系、信息系统质量管理体系，基本实现部门间、岗位间、事项流程间的紧密联系，可能存在的风险均可通过风险信息数据呈现。数据经过整合、加工、分析，能够找出当下比较紧迫的工作任务，并对环节中存在的风险，包括风险发生的原因、发生的可能性、影响程度及结果以及风险控制程序和措施进行记录描述。

（二）护理风险

护理是医疗体系中最重要的组成部分。护士以维护患者安全、促进患者康复、最大限度为患者提供帮助、解除痛苦为己任，是患者最为密切的接触者，患者疾病发生、发展、转归的见证者，医嘱的执行者，政策制定的落实者，基于工作性质的关系，护理风险无处不在，其中包括患者风险及自身职业风险，稍有不慎不仅经济受损、精神损失，还会承担法律裁决。

1. 什么是护理风险 护理风险是指护理人员在临床护理过程中可能导致患者或护理人员本身发生的与护理目的无关的不良事件。这是由护理职业所带来的风险，是护理工作性质决定的，必然会有一定的发生概率。

2. 护理风险管理及程序 护理风险管理是医疗风险管理的重要组成部分，是指医院有组织、有系统地消除或减少护理风险的危害和经济损失。通过对现有和潜在的护理风险识别、风险评估、风险处理和风险管理效果评价，构成了一个风险管理的周期循环过程，系统地减少护理风险事件的发生及风险事件对患者及医院的损害，如图 1－1 所示。

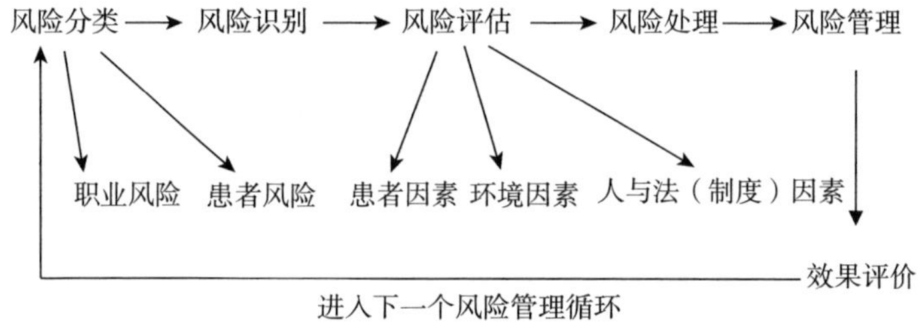

图 1－1 风险管理的周期循环过程

之所以推行护理风险管理，是因为这是具有行业发展要求及特征的，对护理人员提高风险预测意识，增强风险的鉴别能力，减少服务过程中各类危险因素，最大限度地降低护理风险事件的发生起着重要的作用。最终目标是保障患者安全，把护理差错及纠纷降到最低，提升护理品质。

（1）护理风险的识别：是风险管理的首要环节，其主要任务是对护理服务过程中客观存在的及潜在的各种风险进行系统地识别、归类，并分析其发生的原因，这是护理风险管理的基础。只有在全面了解各种风险的基础上，才能够预测危险及可能造成的危害，从未选择处理风险的手段。护理服务过程中患者有流动、设备需运转、疾病要护理，因此这是一个动态的过程，风险识别则需要动态监测而贯穿始终。作为风险管理流程的第一步，风险识别与评估的成果直接影响着整个风险管理程序，影响着最终的风险管理决策。全面、精确、符合临床实际的风险识别与评估成果，可以协助护理管理者全面、清楚地认识医院所面临的各种风险，并依据存在风险的特性和严重程度采取相应的护理风险管理措施。反之，风险识别与评估中的错误、遗漏等会造成护理管理者对风险的认识失真，并导致相应的风险管理行为和体系出现偏差、遗漏，或者缺乏应有的针对性、有效性。护理风险识别在管理体系中起着关键作用，应引起重视。

（2）护理风险的评估：是在风险识别的基础上进行定量分析和描述，通过对这些资料和数据的处理，分析发现可能存在的风险因素及风险可能造成的灾害，并确认风险的性质、损失程度和发生概率，为选择应优先处理的问题、正确的风险管理决策提供依据。风险评估一般通过以下几个步骤进行：①根据风险识别的条目有针对性地进行评估；②运用概率论和数理统计方法来完成，其中期望值和标准差是描述某个特定风险损失概率分布特征的重要指标。护理风险定量分析，常采用风险量化分析来评价，如风险的危险性=风险严重程度×风险频率；③根据程度及危险性概率决定护理风险管理程序的优先走向。

（3）护理风险的处理：护理风险的处理通过护理风险管理技术来实现。护理风险管理技术是经过风险识别、风险评估之后的问题采取措施，是风险管理的核心内容。

（4）护理风险管理效果评价：是对风险管理手段的效益性和适用性进行分析，通过检查、评估来完成，为下一个周期提供更好的决策。判断风险管理效益的高低，主要看其能否以最小的成本取得最大的安全保障，效益比值=因采取某项风险处理方案而减少的风险损失÷因采取某项风险处理方案所支付的各种费用。

（5）护理风险管理理论体系：护理风险管理随着社会及职业的要求而发展，各种管理技术在其中得到运用，全面质量管理体系为规避护理风险，全面维护安全周而复始的运转，目前在护理风险管理中常用理论为根因分析，常在发生护理问题或不良事件后使用，通过头脑风暴法找出风险因素，按相互关联性，层次分明、条理清楚地标出重要因素及其他因素，有助于说明各原因之间是如何相互影响的。PDCA 管理循环是质量管理体系运转的基本方法，一般在计划制定、质量持续改进落实中使用，与根因分析一脉相承。失效模式及后果分析经常用于纠正偏差，现实中没有一成不变的事物，随着环境的变化，一些制度、程序、模式将不再适用当前环境，需要重新审视评价效用，根据结果进行更新以适应当下环境。

（三）精神科护理风险

精神科护理风险是指在精神科护理过程中，不安全因素导致患者、工作人员不同伤害的可能性。它除具有一般风险的特点外，还具有风险水平高、风险不确定、风险复杂、风险后果严重的特点。精神科护理风险管理中越来越重视风险评估所发挥的作用，这与人们法制观念的不断增强、个体化需求不断提高、非自愿住院比例下降、开放病房的管理模式应运而生有一定关系。识别风险、判别风险的程度及危害、准确评估患者的发展与转归，能够为患者选择恰当的个体化的诊疗措施提供依据，最大限度规避或者减少护理风险、减少医疗纠纷和突发事件、提高护理质量。

知识链接 1

根因分析：即发现问题“根本原因”的方法，由日本管理大师发明的，又名“石川图”，是一种透过现象看本质的分析方法。因其形状如鱼骨，所以又叫鱼骨图（图 1－3），问题或缺陷（即后果）标在“鱼头”外。在鱼骨上长出鱼刺，按出现机会多寡列出产生问题的可能原因，问题总是受到一些因素的影响，通过头脑风暴法找出这些因素，按相互关联性、层次分明、条理清楚地标出重要因素的图形就叫“特性要因图”、“特性原因图”。

知识链接 2

PDCA 管理循环：又叫戴明环，是质量管理体系运转的基本方法。PDCA 分为四个阶：P（计划，PLAN）：从问题到行动计划；D（实施，DO）：实施行动计划；C（检查，CHECK）：评估结果；A（处理，ACT）：标准化和进一步推广。PDCA 循环的特点：大环套小环，小环保大环，互相促进，推动大循环；PDCA 循环是爬楼梯上升式的循环，每转动一周，质量就提高一步；PDCA 循环是综合性循环，4 个阶段是相对的，它们之间不是截然分开的，推动 PDCA 循环的关键是“处理”阶段（图 1－2）。

知识链接 3

失效模式及后果分析：最早是由美国国家宇航局 NASA 形成的一套分析模式，适用于许多工程领域。目前世界上许多汽车生产商和电子制造服务商都已经采用这种模式的管理与监控。它主要是在产品设计或生产工艺真正实现之前发现产品的弱点，可在原型样机阶段或在大批量生产之前确定产品缺陷，后被护理引用，指发现、排除失去效用的制度、护理模式或者设施，以满足当下需要，避免出现差错。特点：以流程分析为出发点，注重各类因素的探讨，如流程的步骤，作业人员的能力，使用的设施得当，操作方式恰当，作业规范等。执行步骤：包括评估，组织团队，界定流程；建立主体作业人进行失效模式辨识，针对性进行影响因素与原因分析；完成风险分析；制定改善行动建议；重新设计流程；再制定执行改善与监控方法。目的就是发现不适宜当前环境，失去效用或不能满足当前需要的工作内容及方法并进行更新，避免带来损失。

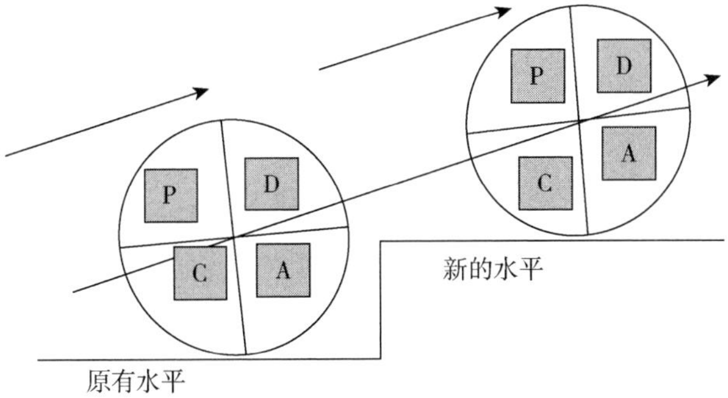

图 1－2　PDCA 管理循环

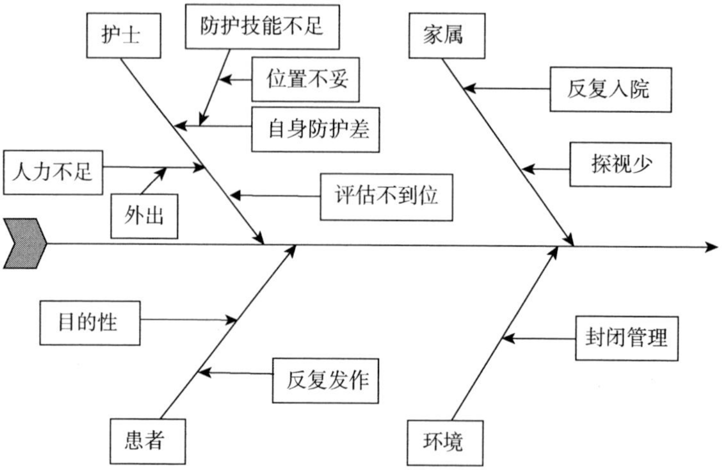

图 1-3　鱼骨图

鱼骨图可根据讨论意见分析结果进行填写。

（王书芬　王永娜）

第二章　精神科护理风险评估

一、精神科护理风险评估的基本概念

（一）风险评估

关于风险评估在风险管理的程序中已做简要介绍，风险评估作为风险管理的基础是组织确定信息安全需求的一个重要途径，属于信息安全管理体系的策划过程。简单说，就是在做一件事情之前需要思考会遇到什么样的问题，这些问题发生的概率各是多少，问题的出现是否导致你的计划不能完成等，这就是风险评估，是对问题不乐观的预见和相对效益分析。

（二）精神科护理风险评估

精神科是一个高风险的职业，与精神疾病的特点、意外事件的突发性和难以防范性有一定关系，由此对精神科护理安全及精神科护士的心身健康造成严重的影响。精神科护理风险评估是精神科护士通过与患者及家属的沟通交流，收集患者的信息，仔细观察患者的临床表现，结合身体检查及实验室检查对患者的情况进行全面地了解，并对患者的认知、情感及意志行为等精神活动加以分析，找出患者现存及潜在的健康问题及护理风险，为制定护理措施及风险管理提供依据，既是基础又贯穿始终。

二、精神科护理风险评估的目的及意义

（一）目的

风险评估在精神科病房已经成为常态化工作内容，除制度化要求以外，已基本建立起职业习惯，能够自觉运用并逐渐深化，风险评估的目的如下：

（1）确立问题，制定预期护理目标，为适宜的护理措施提供依据，为评价和修改护理计划提供参考。

（2）确认患者的优势、潜能，发现患者的积极因素，为患者实施个体化护理模式奠定基础。

（3）分析影响治疗的因素，发现问题实时做出调整。

（4）风险评估在精神科有“预则立，不预则败”一说，故风险评估是护理学科的要求，也是护士职业素质的基本要求。

（二）意义

（1）建立医患和谐关系，满足患者被尊重及安全的需要：精神科护理的风险评估与医生的精神检查不同，护理在评估过程中不仅关注患者的主要精神症状，更关注患者的应对方式及心理感受。护理评估过程中很大部分是通过沟通来实现的，护士的关切、倾听、支持给患者带来安全体验，从而建立彼此信赖的关系。在人们的观念中认为精神病障碍患者难于沟通，行为异常且会给环境造成威胁，护士为患者提供主动帮助不仅是满足精神科护理安全的需要，也使患者感到被接纳、被尊重，这是患者自尊和安全的需要。

（2）激发护士潜能，有助于增强护士为患者提供主动服务、解决问题的意识：精神障碍患者无法依据体格检查和临床实验室检查做出精神障碍的诊断，所以精神科护理评估要求临床护士做到与患者及其家属须充分晤谈了解病史，密切观察患者的言语、行为并监测生命体征，关注患者的动态变化；由此对护理人应具备的能力也提出要求：实践能力、洞察能力、发现问题及应变能力。具有丰富临床经验的护士可以通过患者的着装、语言、眼神、表情、说话的态度等外显行为而准确判断出患者的情况。专业的风险评估技术需要护士具备本专业知识及运用的能力，还需要提升多学科知识水平，为此激发护士的学习潜能。

（3）有利于精神科护士职业价值感的提升：精神障碍患者大脑活动异常，思维行为异常，自理能力下降，特别是在幻觉、妄想等精神症状的支配下，往往会出现危害自身和伤及他人的行为。护理风险的发生具有偶然性和突然性，护理安全存在着极大的挑战。传统的精神科护理是非常被动的护理模式，风险预测能力不足，危险情况发生时常令人措手不及。实施精神科护理风险评估能够预测风险，指引临床护理方向。护理风险评估带来的意义不仅仅是安全，更是新形势下的服务理念及要求，使护理工作有重点、护理安全质量有监控、护理风险预警能力有提升，护理职业价值有体现。

三、精神科护理风险评估应遵循的原则

（一）遵循伦理准则

尊重患者的决定，不违背患者的主观意愿，不泄露患者隐私，做到不伤害、公平。注意在收集资料时尊重患者的谈话要求，征询患者是否愿意交谈，若患者不拒绝应优先选择；与患者家属交流时应尽可能选择法定监护人；交流时尽量选择在不被干扰的环境下进行。

（二）综合、灵活原则

影响评估的因素很多，评估过程中应尽量排除干扰因素，尽量全面综合考虑各方因素；在资料收集过程中应确认信息是否翔实可靠；灵活运用工具，量表评测时不能忽略访谈、观察等技术，选择恰当的评估方法能起到事半功倍的作用。

（三）阶段性评估与动态评估相结合的原则

1. 阶段性评估 疾病过程包括发生、发展、转归；每个阶段均存在每个阶段的问题，故问题不同风险则不同。新入院阶段应加强评估患者是否适应环境，对治疗是否有依从性，对医院的制度是否认可，在精神症状的影响下是否存在自伤、自杀、暴力、外走等风险的问题。护士掌握患者信息，必须全面、准确地判别急需解决的问题。初入院患者一般会存在环境陌生、不适应，感觉被限制被制约，否认患病不接受住院或治疗依从性差情况。治疗中期应根据患者的疾病特点评估患者的精神症状是否改善，风险是否去除；患者对疾病的认识及自知力是否恢复，家属及患者是否对治疗效果认同；患者在用药治疗过程中是否出现不良反应，对患者是否存在影响等；缓解期或者患者出院前期应针对患者的能力、服药模式、院外生活的认识等加强评估。

2. 动态监测 患者的疾病表现纷纭复杂，发生、发展及转归个体差异大，并受到多种因素的影响，如心理社会的影响、躯体状况及功能的影响，以及其他变化因素的影响，积极捕捉患者变化因素，具有高强的敏感性，做到时时观察，动态监测，发现问题及时干预。

3. 分层评估 护士能力是在临床实践中不断提升发展的，初级护士与资深护士在护理能力、经验、应对突发事件等方面不能相提并论。临床为了实现紧密衔接，避免漏洞，减少因能力及不同视角带来的偏差，往往采用分层护理的方式，即责任护士评估、主管护士或者资深护士（专科护士）评估、护士长评估（主任护师评估），实现评估体系的最大功能化。

四、标准化评估

标准化是一门科学，标准化活动是有目的、有组织的实践，同时伴随着总结与理论的提炼。加强标准化工作的目的是为了提升产品和服务质量，促进科学的进步，保障安全。精神科护理风险评估致力于体现安全生产的标准化，通过建立明确的岗位落实责任制度、安全管理制度和规范操作流程来具体实现。标准作业的前提是以人的动作为中心，反复作业，执行作业程序。

为了有效呈现精神科护理风险评估标准化体系，下面以案例形式进行分享，评估见标准评估表 2-1：新入院阶段（动态）。

【病例介绍】

××，女，20岁，籍贯××省，未婚，汉族，本科，学生，无宗教信仰。主因心情差，少语少动3月余，加重3天伴自杀行为，经由父母及同学送入医院治疗。患者曾于三个月前独自来院就诊，主要表现为食欲下降，疲乏感明显，总想睡觉，注意力不集中，不愿意和陌生人交流，话少，脑子反应变得迟钝，做事缺乏动力，偶有自残行为，诊断为“焦虑抑郁状态”，予抗抑郁药物治疗并逐渐加量，期间坚持服药，但心情未见明显改善，有人陪伴时略好，生活懒散，进食少，渐渐知道关心家人，与家人简单聊天，有时可以出去活动，有时心烦。入院当日突感情绪失控，感觉被抛弃，在宿舍内自残，被学校老师发现。

知识链接

精神检查标准化内容及程序

一、一般情况：①意识状态；②定向力；③接触情况；④日常生活。

二、认知活动

1. 感知觉障碍

（1）感觉障碍。

（2）知觉障碍：①错觉；②幻觉。

（3）感知综合障碍。

2. 思维活动：①思维联想；②思维内容。

3. 注意力

4. 记忆力：①瞬时记忆；②近记忆；③远记忆。

5. 智能粗测：一般常识、专业知识、计算力、理解力、分析综合及抽象概括能力。

6. 自知力

三、情感活动

四、意志和行为活动

表 2－1 标准评估表

评估人分层	完成时限	维度评估与信息（全面、客观）	信息来源（可靠）	护理风险或问题	评估工具	风险程度（首优）	制度依托
责任护士	8小时	一、躯体状况维度 1. 体健，否认重大疾病史；生命体征正常，物理化学检查无异常；年貌相符；步态平稳；活动无受限；营养适中，排泄正常，否认躯体不适 2. 查体左臂多处划痕，右手腕部有割伤，伤口已结痂	1. 患者 2. 家属或送诊者 3. 查阅病历资料信息 4. 护理查房医护联合查房 5. 医、护，护、护沟通	1. 感染的风险 2. 应对方式无效 3. 自伤自杀的风险 4. 社会功能丧失	1. 自伤自杀风险量表 2. 住院精神患者社会功能缺陷量表 3. 治疗依从性量表 4. 药物副反应量表	一、自伤自杀风险评估：26分，高度风险： 1. 一类因素： 自杀观念：9分 1）抑郁症3分 2）观念1分 3）频度偶尔1分 4）程度强烈2分 5）时程持续2分 自杀企图：4分 1）频度偶尔1分 2）计划性盲目1分 3）坚定下决心2分 自我评价：1分 自我评级低，自责1分 自杀方式：4分 1）方法容易达到2分 2）可救治性：隐蔽2分 无望：有2分 无助：有2分 2. 二类危险因素：2分 1）女1分 2）未婚1分 3. 三类危险因素：1分 性格特征：内向、自卑、冲动1分 二、住院精神患者社会功能缺陷 1. 愿望和要求方面有所欠缺：无主、被动要求，全然无任何打算和安排 2. 劳动方面有所欠缺：完全不干，或反而造成麻烦，引起抱怨 三、治疗依从性：完全依从 四、否认院外曾出现副反应	1. 岗位职责 2. 风险评估制度 3. 护理查房制度 4. 医护联合查房制度 5. 新入院患者常规 6. 交接班制度 7. 护理常规 8. 应急预案
责任组长	8小时	二、心理社会维度 1. 家庭关系：独女，父母关系一般，在其初中时曾经离异。父母对自己关心，家庭支持比较好 2. 性格特征：内向，敏感，自我否定，讨好，总认为是自己的错 3. 生活事件：无 4. 印象深刻的事情：高中“闺蜜”“突然”不理自己，感觉被抛弃 5. 应对压力的方式：缺乏信任，不认为可以获得帮助，感觉被讨厌、被抛弃，担心被拒绝，压力大时采用划伤自己的方法，皮肤疼痛能够缓解心理的难受					
护士长	24小时	三、精神症状维度 1. 情感低落，入院后表现哭泣，兴趣及乐趣减退 2. 思维：语量少，语速及语调低缓，自诉脑子反应变慢，存在思维迟缓，存在无价值感，对前途感到悲观，自我评价低，自诉对未来没希望，无自信，自卑，觉得自己是一个废人，觉得什么也做不了，自责，认为周围人都讨厌自己，现在变成自己都不喜欢的人，存在负性思维模式。承认有时存有自杀想法，觉得活着累，没有意思，以前也会在胳膊上划痕，但是当时并不是想死，只是想给不良情绪一个窗口。入院前那天下午突然真的想死，否认目前还有自杀想法，称“既然来医院了，我还是想好好治疗，改变现在这样的状态” 3. 意志活动减少，精力下降，自称不想动，看书看不进去，看电影也不能太长时间。因真的想死而采取了自杀行为了：一个人在宿舍，锁着门拉着窗帘。既往在初中时候曾因好奇而自缢，因在镜子里看到自己难看而终止行为					
医护	72小时	四、社会功能维度 1. 生活自理能力：自理、物品摆放凌乱，动作缓慢，自诉有点强迫 2. 工作能力：坚持上学，但不能正常学习 3. 交往能力：被动，感觉被抛弃，不敢主动交往 4. 社会适应能力：容易被环境影响，不喜欢改变					
医护	7个工作日	五、其他 1. 自知力：存在，知道自己所患疾病，知道需要治疗，主动到医院就诊 2. 依从性：接受住院，接受药物治疗，愿意尽快控制病情，去除痛苦 3. 治疗效果及耐受：服药3个月，出现激越失控，不排除药物因素的影响，效果有待考察，患者否认出现药物副反应					

注：评估程序落实过程中请勿忽略患者的个人能力，应对方式以及护理措施的效果评价，评估中应充分运用评估技巧，体现动态、综合、分层评估的原则。

五、精神科护理风险评估效果的影响因素及注意事项

（一）影响因素

精神科护理风险评估是一项非常严谨的工作任务，需要个人的努力，团队成员的配合，部门间的相互协调，齐抓共管才能达到预期的效果，但往往愿望与实际存在距离，一些因素影响目标的实现。

1. 人的因素 在这里指的是护理人员。护士是操作的主体，是诊疗措施的执行者、护理人员的主动服务意识、护理能力及执行力是影响评估效果的重要因素之一。主要存在的问题鉴于下面的因素，急需改善。

（1）临床护士流动性大，工作经验不足，护理队伍发展不均衡，个别护士的责任意识不够，服务中态度生硬，对病情观察不细致，遇到问题缺乏解决问题的办法。在执行技术操作规程中存在习惯性思维或行为，而缺乏批判和纠偏的能力。

（2）护士的文书描述能力不足，对痕迹管理未予充分重视，对潜在的不安全因素缺乏预见性，法制观念淡薄，依法执业的意识不够或理解存在偏颇。

（3）专业理论知识欠缺，护理综合能力有待提升：这其中包括对精神障碍患者异常状态的护理技巧和方法的缺乏，沟通表达能力的不足，护士不知如何问诊，简单地按照评估表询问、打钩，使患者感觉不被尊重，从而影响和谐护患关系的建立。缺乏精神检查的基本知识，对风险及其后果理解的不充分或是过分依赖医生的信息而忽略风险评估。普遍存在运用工具的能力差，对量表内容、要求、执行技巧不熟悉，选用量表不得当，理解深度不够，应用生涩。

（4）护士凭自己的主观意识进行风险评估，未详细收集资料、忽略评估是心理、社会、生物整体的评估，只注重精神症状的评估而忽略其他。殊不知，精神症状是精神科护理的专业，可见、可测、熟悉、被关注，往往能够认识到的风险就具备了防范的能力。而心理社会因素是变化的，瞬息万变难以捕捉，与患者的心理活动、生活事件等密切相关，风险就在未被重视和未被发现中产生。精神科医疗护理对于躯体疾病的判断以及救护能力是存在不足的，与经验缺乏、设施不匹配、专业性太强有关。患者往往因躯体状况而病情危急未被第一时间发现，或即使发现但缺乏有效对策或者延误抢救黄金时间，后果不堪重负。精神科护理中除了判断疾病、精神病症状对患者的影

响外，社会功能也是重要的指标，却被忽略。我们知道社会功能是评价患者疾病严重程度的重要指标，我们也不希望患者因治疗导致退化而失去能力。新型抗精神病药希望改善因药物对患者功能产生的影响，而护理却存在未认识社会功能重要意义的情况。评估中应注意加强评估患者的社会功能，由此可以帮助判别疾病状态、为职业康复提供方向、客观地向家属反映患者的真实情况，使家属及患者建立恰当的期望值，从而降低因期望值过高而产生的风险。

（5）护士在临床工作中执行机械的安全管理方法，使患者住院感到压力，不自由。如果护理人员能够判别不同患者的风险级别，采取不同的护理措施，可以改善患者的住院感受。

（6）风险评估比较局限，重点不突出。护士往往在护理风险评估时只关注症状，缺乏对应对方式及对患者影响的关注。

2. 机的因素 这里是指环境因素。一个医疗机构的管理是否科学，一定不是单一的护理管理而是整个管理体系是否完善、科学。目前环境因素影响风险评估的效果在于以下几个方面。

（1）协作部门的衔接不到位，管理缺位。

（2）设施不完善，存在安全隐患，因财力、物力、人力不足而无法改善，只能靠临床工作人员梳理，人为防范，久之发生懈怠，甚至不以为然，“反正解决不了，反正医院知道”的想法深入骨髓而听之任之，危险将被放大。所以危机去除应多方面齐抓共管，基础设施到位，最大限度满足安全需要。

（3）未实现各司其职，各负其责：药品管理是药师的职责，应确保药品妥善保管并安全发放；器械管理由工程师负责，日常应加强保养与维护，为临床提供操作安全与便利；病房基础设施也应由专人负责检测、维护，发现问题应及时上门服务并举一反三，及时更新设施，保证基础运行顺畅。

3. 法的因素即管理因素 是指法制法规、制度落实及操作流程，目前制约效果的因素主要为电子信息评价体系未建立或者存在不完善的情况，护理管理系统不流畅，数据分析停留在手工阶段或者不能兼容。护理人力资源配置不合理，数量及结构失衡，工作任务繁重，精力时间不充分，使评估流于形式或者不能作为临床操作的指导依据。

4. 料的因素即患者因素 精神病患者存在特殊性，易发生突发性、不良事件，往往难以防范；治疗过程中有的患者对精神科药物十分敏感，易出现严重不良反应；患者因疾病表现各异，与年龄、躯体状况、心理社会等多方面因素有关。从心理学角度阐释：“每个患者的心理问题都是家庭的问题”。故患者家庭因素如对疾病缺乏认识，干预治疗或对治疗效果的期望值过高，以及高情感表达等，易给风险评估造成困难，使之难以控制。

（二）注意事项

（1）评估者的评估动机要合理，尊重患者的意愿，评估访谈中要注意争取患者及家属的自愿合作，不要强行介入，患者享有优先讲述病史的权利。决定向患者家属了解情况时应明确其是否为患者的法定监护人。

（2）被评估者需要在意识清醒状态，能掌控自己的情绪和行为，能够理性地对待评估内容和结果，注意评估做到无损于患者的健康。

（3）评估时不要忽略对环境的要求：环境应安静清洁，评估中应尽量排除外来干扰，避免被中断，注意保护患者的隐私。

（4）评估时要预留充足时间，上午最佳，时间不宜过长。

（5）评估前应充分了解病史，明确访谈的目的及评估内容，选择恰当的评估工具并设定评估程序，以确保评估顺畅。

（6）护士应熟练应用评估工具，掌握相关内容，评估时灵活运用，尽量避免机械式按照条目访谈。

（7）评估工具应选用标准化工具：严格按照规定的方法实施，心理测量要按测验手册要求，如实施方法、指导语、内容、答案、计分方法等，要适合我国或本地区的常模。信度、效度达到可以接受的水准。

（8）恰当使用开放式或封闭式提问方法。

（9）任何评估方法均有一定的局限性，应引起注意。

六、精神科护理风险评估现状及发展方向

精神科护理风险管理随着精神科护理的发展而发展，目前已经成为医院管理的重要内容被高度重视，并在临床实践中积极求索。风险评估作为风险管理的基础，众多研究已经表明护理风险评估技术在精神科安全管理中极为关键，可以有效减少不良事件的发生率，是一种切实可行的安全管理办法。精神科护士在临床工作中只有意识到风险的存在，准确地做出风险评估，并根据风险评估的量化结果做好环节控制，才能有效地防范风险的发生。各级医院为此制定了相应的制度和执行办法，但也受到一定的制约，那就是能力。能力一定不是一蹴而就的，定是通过不断学习、培养，并不断实践与修正的

过程，能力取决于责任、态度及知识。作为职业护理人我们理应对所处的环境、应尽的义务和责任有深刻认识，藉此开展护理风险评估实际应用的讨论，希望能够引起护理同仁的重视，以提高自身风险识别、评估与控制的能力。

质量与安全管理一定是向着科学化发展而推进的，电子信息控制标准化体系的建立与完善具有深刻意义：努力实践患者为中心的同时，医护人员也被考虑其中，智能移动护理将起到重要作用，无线网路、手持终端、扫码技术被广泛运用，护士站与管理体系无缝对接，随时随地可以了解患者的全面信息。护理事件发生的概率可以一目了然并获得测算，信息化提供可采取的措施及跟踪纠错程序，为护理实施提供依据，减少护理差错的发生，患者更加安全，护理更加安全，这也将是我们努力完善的方向。

（王书芬　刘书红　李　鑫）

第三章　风险评估的要求

精神科风险评估是精神科护理的重要环节，也是精神科护士必须掌握的基本技能。精神科护士在对患者进行风险评估之前做好准备工作，才能有效地完成风险评估。

一、风险评估前的准备

护士在特定的环境（工作场所）中运用专业知识和技能，有目的、有计划地与患者接触、沟通过程中形成的关系称为治疗性护患关系，简称护患关系。在精神科临床护理工作中，护患关系的建立，无论是对患者的疾病转归，还是降低护士工作难度，提高工作效率，防范医疗纠纷的发生，都有十分重要的意义。

（一）风险评估前护士自身的准备内容

评估前护士应从自身的态度、了解患者的病情等方面入手，才能使护士顺利完成评估。

1. 了解掌握患者基本情况

护患沟通关系中护士是主导沟通的一方，所以在与患者沟通前要了解或熟悉患者的基本资料，对患者的情况做到心中有数，这样护士才能采取合适的沟通方式和适当的沟通内容，为患者提供主动的护理服务，以满足患者需要。

护士要了解患者的基本资料，“知患者”包括患者的姓名、年龄、性别、民族、籍贯、宗教信仰、文化程度、职业、经济状况、婚姻状况、兴趣爱好、生活习惯、对住院的态度等；还应知晓患者的病情、主要诊断及治疗情况、躯体疾病、护理要点、特殊检查等。对患者不仅要有横断面（即住院时的表现）的了解；还要了解患者纵断面的情况，这包括母孕期的健康状况、分娩过程、家庭教养方式等。

2. 建立护患关系的基本要求

（1）正确认识精神疾病：精神疾病是由于各种原因所导致的一种大脑功能紊乱。精神疾病患者的离奇行为或荒诞不羁的疾病表现，就像躯体疾病所具有的相应症状和体征一样，无好坏之分，不能以常人的标准来评定。

（2）尊重患者人格：尊重患者人格应首先平等对待、不歧视，不能因为患者的症状嘲笑患者，不能表现出轻视的态度，注意尊重患者。对患者的尊重可体现在日常护理工作中，应做到：①尊敬患者，关心患者，说话时语气和蔼，有礼貌，适当的称呼患者“某某先生或＊＊老师”，见面时主动打招呼。②当需要患者配合时，要用“请”或商量的口吻“可以吗?”当患者配合护士时，护士要诚恳地说“谢谢你!”。③尊重患者的知情权，在做各种检查、治疗前要进行充分地告知，取得患者理解，并应用屏风给予遮挡，保护其隐私。④交谈时护士要耐心，对患者提出的合理化建议要接纳或采用，这会使患者感到被尊重。只有让患者感受到被尊重，患者才能尊重护士，护患关系才能够得到发展。

（3）宽容与接纳的态度：精神障碍患者由于精神症状的支配，其言行举止不能像正常人一样，往往荒谬离奇；或抑郁、沉默不语，或兴奋、蛮不讲理；患者的言行有时令人不愉快，甚至打骂护士。例如：一位精神分裂症患者入院后，因存在关系妄想、被害妄想，护士在劝患者去洗澡时，患者说：“我不洗澡，你们都是狐狸精，安的什么心，让我洗澡想害死我，没门……”。精神科护士应该用爱心去宽容、接纳患者而不是指责患者，要耐心护理患者。宽容、接纳患者是发展护患关系的基础。

（4）持续性关怀与一致性态度：为了协助患者达到目的，护士在治疗性关系中应保持接纳持续性与一致性的态度和行为。一致性是指护士对患者维持相同的基本态度，使患者得到安全感，减轻焦虑；另外还指护士应以一致性的方式处理问题，以真诚的态度对待患者。持续性是指在患者住院期间应由相对固定的护士与患者经常接触沟通，形成一种循序渐进的沟通方式；同时对待患者应当既不否定也不赞同，保持中立，不以批判的态度对待患者，建立信任的治疗性关系。

（5）加强自身修养：护士在护患关系中起着主导地位，因此护士应该加强自身修养，树立良好的形象，做到服装整洁、仪表大方、举止从容、精神饱满。良好的护士形象会使患者感到愉快、舒适、亲切；同时护士应具有高度的预见性和敏锐的观察力，有扎实的理论知识及专业技能，及时发现并解决问题，掌握疾病的症状及发展规律，做好防范及应对措施。

（二）风险评估前患者方面的准备内容

对患者的评估要全面，不仅有生理状态的评估还要有心理状态的评估，全面的评估才能更好地反映患者自身的状态。

1. 患者生理状态 对患者的病情、意识状态和躯体疾病进行评估。患者的精神症状、情绪对评估都有很大的影响，护士在评估患者的过程中，不仅要注意调整好自己的情绪，还要引导患者有一个良好的精神状态，保证护患沟通顺利进行。

2. 患者心理状态评估 对患者治疗护理的依从性以及对各项治疗护理的心理反应进行评估。

（三）风险评估前环境方面的准备内容

评估前做好环境准备，选择舒适、安静、有利于保护患者隐私的评估环境。好的交谈环境有助于患者对评估者产生信赖，有利于评估顺利完成。

1. 噪音 护士在与患者进行评估前要尽量排除一些噪声源，安排好评估环境，避免分散注意力，为护患双方创造一个安静的环境，以达到有效的评估。

2. 隐秘性 凡评估内容涉及个人隐私时，若有其他无关人员在场，缺乏隐私条件，便会干扰沟通。护士在评估患者过程中要考虑到环境的隐秘性是否良好。条件允许时可选择无人打搅的房间，或请他人暂时离开，或以屏风遮挡，或注意压低说话声，解除患者顾虑，保证评估的有效进行。

3. 距离 在社会交往中，人们有意识或无意识地保持一定距离，当个人的空间和领域受到限制和威胁时，人们会产生防御反应，从而降低交流的有效性。护士在与患者评估时，应注意保持适当的距离，既让患者保持适当的距离，又不对其造成心理压力。

4. 氛围 色彩鲜丽活泼、简单、舒适而庄严的环境氛围可使患者感到放松、愉快，有利于随意交谈和促膝谈心。房间光线昏暗，室温过高或过低，难闻的气味，庄重而严肃氛围会使患者紧张、压抑而词不达意，影响评估的效果。

5. 背景 护士在评估中应了解和尊重患者的文化背景、民族习惯、信仰等，做到“入乡随俗”，以利于有效的评估。

二、风险评估中的要求

精神科护理风险评估的目的为确立问题，制定预期目标，决定适宜的护理措施，为评价和修改护理计划提供参考，确认患者的优势、潜能，确认影响治疗的因素，杜绝意外事件的发生。风险评估的必要性：凡事“预则立，不预则废”说明精神科护理风险评估是非常重要的，风险评估作为护理程序是护理学科的需求，也是护士职业素质的基本要求。

（一）评估的内容及维度

1. 一般情况 患者的仪表、修饰、个人卫生、步态及行走方式，患者的年貌是否相符；生活自理程度；饮食、睡眠、二便情况；营养状况；接触是主动还是被动；参加工娱治疗活动是主动还是被动；对住院的态度；住院的方式是自愿还是非自愿等。

2. 精神症状 重点评估精神症状对患者的影响及患者的应对方式。患者有无意识障碍，如时间、地点、人物是否正确认知；有无认知过程的障碍，如幻觉、妄想等，重点评估有无命令性幻听，妄想内容有无泛化等；有无自杀、自伤、冲动、强迫等病态行为；有无意志行为过程的障碍，如意志活动增强或减退；有无自知力等。

3. 躯体情况 患者的生命体征，如体温、脉搏、呼吸、血压等是否正常；有无躯体疾病或症状；神经系统有无阳性体征；实验室检查有无异常结果；身体有无外伤；皮肤有无水肿、破溃等。

4. 治疗情况 患者对治疗的态度，对治疗的依从性，有无藏药和拒绝服药行为，治疗的效果及药物引起的不良反应，有无跌倒及噎食的风险等。

5. 心理需求 包括患者目前的心理状态，心理需求，急需解决的问题，引起心理问题的原因，近期有无应激事件，患者对应激事件的态度如何，患者有无病耻感，对未来的打算，评估有无自杀及外走风险。

6. 社会功能 包括日常生活能力、人际交往能力等。

（二）评估的方法

1. 直接评估法 是指护士直接与患者接触，面对面地交谈，了解患者的思维内容，也可通过观察患者与人接触或参加活动时的表现，直接了解患者的言行举止、情绪、思维等，从而评估患者的精神症状和心理状态；也可以采用量表测评获取患者的病情情况。此方法获得的资料真实、可靠，所以在临床中是最常用的方法。

2. 间接评估法 是指护士从侧面观察患者在独处、自主活动或与人交往过程中的态度。可以通过患者的日记、通话、书信、手工作品中了解患者的思维内容和心理状况，也可以通过家属、病友报告的信息，了解患者的精神症状。精神疾病患者的行为表现具有突发性以及不确定性，其不能主动向工作人员表述症状或者有意隐瞒自己的想法。护士在评估的同时运用密切观察病情的技能及时观察病情变化是精神科护理工作的重要环节。

精神科护理风险评估思维导图如图 3－1 所示。

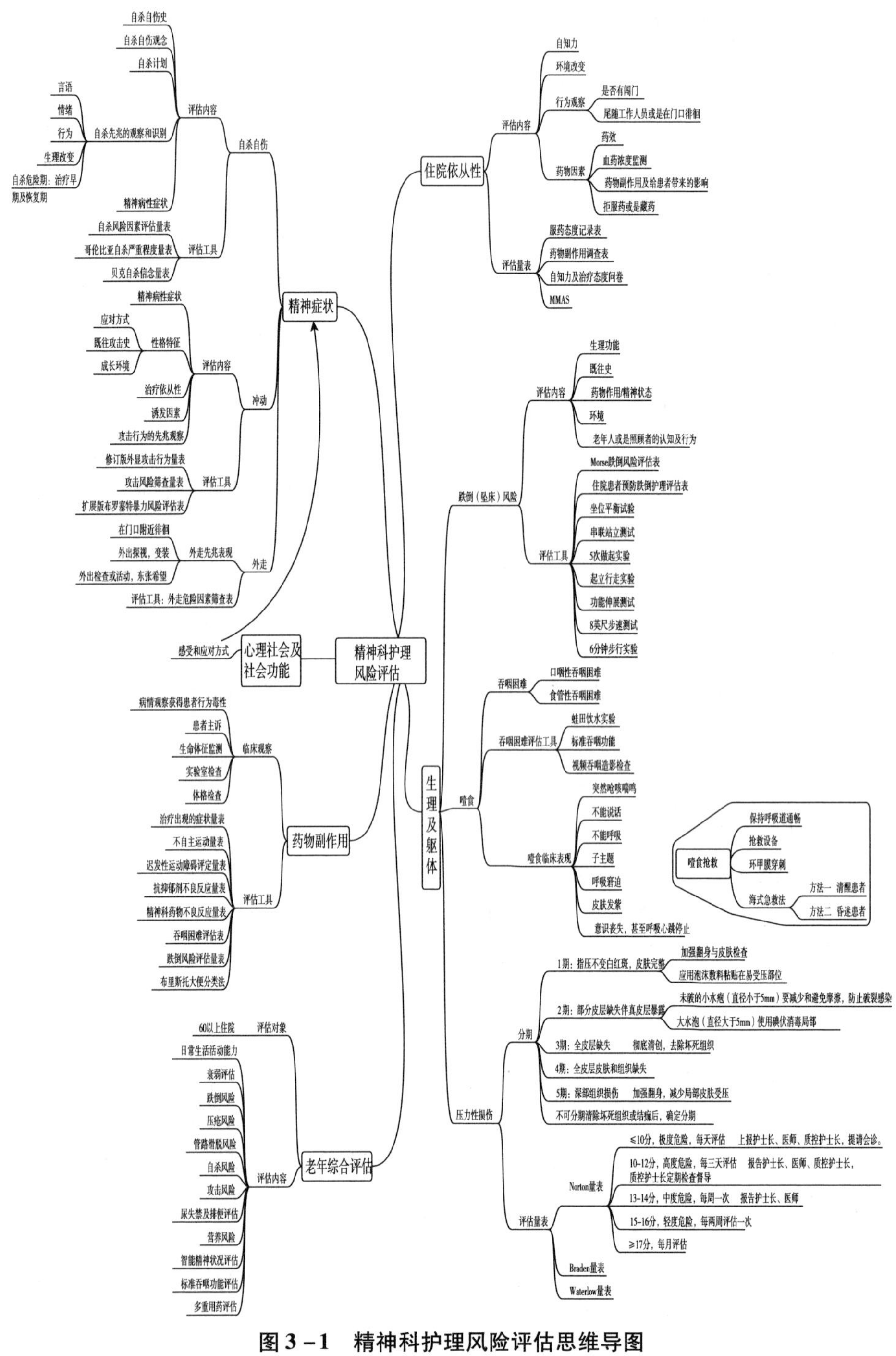

图 3－1 精神科护理风险评估思维导图

直接评估法和间接评估法两种方法共同使用，相互补充，在掌握病情观察方法的基础上，对病房中的全部患者做到心中有数，才能防患于未然。

（三）评估的要求

护理风险评估阶段：新入院患者、治疗期患者、康复期患者（入院当日三级评估，责任护士每日连续、动态评估）。护理风险评估的维度：精神症状、躯体状况、自理能力、药物副作用、心理社会等。护理评估时点：动态、晨间、三班交接班、每周进行所有患者的评估。

1. 有目的的评估 护士需要知道哪些方面的信息是重点评估的内容。

2. 有计划的评估 评估应有计划性，其内容覆盖“5W”即Who、When、What、Where及How，并将观察的内容交班与记录。

3. 客观性的评估 护士在病情观察时不要随意加入主观的判断，如：偏见、刻板印象等，以免误导其他护士对病情的了解和掌握。

4. 整体性的评估

（1）对某一患者住院期间各个方面的表现都要观察，包括表情、行为、躯体疾病、情绪反应、疾病特征等，对患者进行全面的观察和动态的评估，可为患者制定更有针对性的护理计划和措施。

（2）对病区所有患者进行全面观察，掌握每位患者的病情，重点患者做到心中有数，如新入院患者、有自杀自伤倾向的患者、有外走倾向的患者等，必须严密观察，以防发生意外。鉴于精神病患者的行为存在突发性，对于一般的患者护士在观察时也不能掉以轻心，所以护理观察既要重视重症患者，也要注意一般患者，进行整体观察。

5. 评估最佳时机

（1）每天交接班、巡视病房时：观察患者在做什么？睡觉姿势？情绪状况？

（2）晨晚间护理时：是否自己整理床铺？观察洗漱自理情况？有无失眠？

（3）进餐时间：观察进食的量、进食的速度，有无噎食现象？有无拒食？拒食的原因是什么？是否愿意与人共餐？

（4）参加工娱治疗的时间：观察参与度如何，是主动还是被动？注意力是否集中？对参加的活动是否有兴趣？

（5）治疗时间：是否愿意接受治疗？治疗前后的情绪反应？观察用药后有无不适主诉？

（6）探视时间：观察探视前后情绪反应？探视时与家属的互动？观察探

视时与家属的谈话内容?

（7）特殊事件：其他病友出院时情绪如何，是为病友高兴还是自己出不了院生气、发脾气？有病友打架时的反应？有病友发生自伤、自杀行为时的行为表现?

（四）精神科风险评估的步骤及内容的运用

进行风险评估时，护士要运用沟通技巧，让患者愿意和护士谈心，说出内心的想法，评估中如何问也是非常重要的。

1. 交谈开始时的技巧

护士对患者的尊重是交谈的基础。尊重体现在有礼貌，如对患者要有恰当的称呼，使患者感到亲切，为交谈的开始打下基础。交谈时若患者病情无特殊或患者没有特殊要求，座位可以呈45度角。护士主动称呼患者，并提供患者所需，如一杯水等。护士向患者进行自我介绍，告知沟通交流的目的，征求患者同意，同时注意尊重患者的隐私权，如果需要进行记录也需征得患者同意，同时告诉患者沟通所需的时间。

护士与患者有效的沟通可达到两个目的：一是收集资料，二是给予患者心理支持或指导。交谈一般遵循从“现在”到“过去”的方法，从现在的情况引入交谈。如果护士为达到目的，交谈时直接切入主题会使患者不容易接受，达不到预期的效果。在交谈开始时，大家相互问候，然后从关心患者的生活起居开始谈起，如“昨天晚上睡得好吗?”“今天早饭吃的什么呀?”等。亦可从询问病情感受、药物副作用开始交谈，如“吃完药现在有没有不舒服”“这两天情绪怎么样?”等。也可从患者关心的事情谈起，如“昨天看新闻了吗?”等，然后因势利导，逐渐把交谈引入正题。

2. 交谈过程中的技巧

（1）倾听：倾听是交谈者全神贯注地听。一个善于沟通的人，必是一个善于倾听的人，做一个有效的倾听者，应该做到如下几个方面。

①保持良好精神状态，集中注意力。护士应做一个安静、耐心的倾听者，使患者感受到关爱，不能有不耐烦的情绪及表现。

②态度专注投入，及时做出反应。护士可以用语言或非语言方式，对所听到的做出反应，如“嗯”“我听明白了”或点头、皱眉等。护士还应对适当的问题进行引导，如“然后呢?”表示护士对患者交谈感兴趣，增加患者和护士交谈的兴趣。

③边听边思考，不要随意打断患者。如有幻听的患者，诉说他听到声音

及内容时，护士要思考幻听对患者的影响，不要因为是幻听就过早做出判断，而打断话题。

④善于理解患者的言外之意，听“弦外之音”。如果患者诉说：“我已经死了”，护士一定要多加关注，患者可能有自杀的想法，此时护士应进一步确定患者的想法、感受及对患者的影响。

（2）提问：交谈中尽量使用开放式提问，其使患者有主动、自由表达自己的可能，这既体现了护士对患者独立自主精神的尊重，也为全面了解患者的思想情感提供了最大的可能性。患者愈感到受尊重，感到无拘束，他就愈可能在护士面前充分表达自己的想法。

（3）沉默：在交谈过程中，护士适当运用沉默的技巧是非常重要的。沉默既可以表达接受、关注，也可表达委婉的否认和拒绝。适当的沉默，给患者思考、调整思路的时间，但不能时间太长，沉默时间过长会使交谈陷入尴尬、僵持的局面。如患者谈到伤心痛苦体验而落泪时，此时，短暂的沉默也许使患者逐渐停止哭泣，“此时无声胜有声”境界更能有效进行交谈；面对偏激的患者，短暂的沉默可化解紧张的气氛。

（4）反应：交谈中的反应是指倾听后所引起的态度、行动和意见。要想交谈成功，不仅要有良好的倾听技巧，而且护士的思维速度要与患者的谈话速度保持一致。在患者表达出他所说的信息之后，护士不要急于下结论，要耐心把握对方感受及中心后，抓住主要问题，做出正确反应。同时不做无关应答，避免让患者误会，认为没有认真聆听，更不要做虚假保证，以免引起纠纷。

（5）阐释：阐释是医护人员以患者的陈述为依据，提出新的看法和解释，帮助患者更好地面对自己所遇的问题。如患者对治疗、诊断、用药副作用等产生困惑和疑虑时，护士了解患者的需求，从而帮助患者解决所遇到的困惑。

（6）共情：也称“同理心”，是一个心理学概念，指深入到别人的内心，站在对方的角度来认识其思想，体验其情感，并产生共鸣。用通俗的话讲，就是“换位思考”“将心比心”。共情是护患情感交流的最高境界，与同情不同，同情是对他人的关心，担忧和怜悯，是面对他人困境的自我情感表现。护患沟通中只有护士很好地理解或体验了患者的真实情感，才能真正体现“以患者为中心”的工作目标。

（7）非语言交流技巧

①面部表情：交谈时护士的面部表情要自然，面带微笑，护士的微笑容易获得患者的好感，使患者感到亲切、温暖和理解。如患者谈到高兴的事情

时，护士要一起微笑，但当患者谈及伤心事时，此时护士就不能微笑面对患者。交谈中还应注意与患者的目光接触，护士应从目光接触中判断患者的心态。护士在运用目光接触技巧时，要体现护士职业要求，宁静、坦然、亲切、大方，使用目光接触注意注视的部位及注视的时间。

②身体姿势：交谈时护士要与患者保持合适的距离，并保持良好的站坐姿势，给人以稳重、安全、信赖的感觉，切忌倚靠在桌子或病床上及手叉腰、抖腿、动作过大等不雅姿态，这样会使患者不信赖护士，对沟通产生影响。

③触摸：触摸是非语言沟通的一种特殊形式，包括抚摸、握手、拥抱等，通过触摸可以传递关心、安慰、鼓励等，如哭泣的患者，轻抚头发或拍拍肩膀；危重患者可紧握双手，给予生存的希望；恐惧的患者给予拥抱，减轻恐惧感。但触摸时要注意患者的文化背景、沟通场景、性别、年龄等因素。不当的触摸会造成负面影响，所以护士在使用触摸方式时，要谨慎，注意观察患者的反应并及时进行调整。

（8）与不同精神症状患者沟通的技巧

①对妄想患者：患者对其妄想内容十分敏感，不愿暴露。护士与患者交流时，不要冒然触及患者的妄想内容，如患者主动叙说，不可与其争辩，也不能表示同意。如患者回避不谈，则不必追问。不要触碰患者身体，如从身后拍患者等，以免引起误会，而发生意外。

②对情绪激动患者：护士要沉着、冷静，给予降温处理方法，患者坐下来同时给患者一杯水，表示关心和安慰。也可以满足患者需求入手，在与这样的患者交往时，注意与患者的距离，保护患者的安全及护士自身安全。

③对抑郁患者：护士应主动、热情地接触患者，使患者感受到被关心。交谈中，护士要耐心倾听，等待患者回答，不要催促患者，对于患者流露出负性的情绪，护士应给予鼓励，进行正性的引导。

④对木僵患者：在与缄默不语、木僵患者交流时，护士要主动问候，在做任何操作时，都要向患者解释，同时应用肢体语言，例如眼神、面部表情、姿势等传达对患者的信息。对木僵患者实施保护性医疗措施，不要在患者面前议论病情或无关事情。

3. 交谈结束时的技巧

顺利地结束交谈可以为下一次交谈及建立治疗性护患关系打下基础，由于开始交谈时提前告之了交谈大致需要的时间，所以时间快接近尾声时应给予适当的提醒。同时给予患者适当的安慰和鼓励，并且暗示患者本次交谈很顺利，相处很融洽。简短的重复今天谈话的主题，使双方就谈话主题达成共识，顺利结束交谈。在交谈结束后，护士要诚恳地对患者表示感谢。护士不可以突然终止谈话或突然无故离开，这会使患者感到疑虑和不安，不仅影响了本次交谈效果，还将妨碍下次交谈。

知识链接

交谈技巧六要素（SOFTEN）

SOFTEN是由六种最重要的参与技巧的英文首写字母缩写而成：S（smile）——微笑；O（obeisance）——注意聆听的姿势；F（forward）——身体前倾；T（tune）——音调；E（exchanging eyes）——目光交流；N（nodding）——点头。把以上六种技巧巧妙结合起来会使他人产生一种舒适和受到重视的感觉。

1. 住院依从性（外逃、外走风险评估） 住院依从性可预知患者的合作程度，住院后治疗配合程度，预判外走风险等。

2. 主要精神症状及其应对方式（自杀、冲动的危险评估） 精神分裂症最常见的感知障碍是幻听，评估幻觉的内容、性质、来源、持续时间、频率、规律、应对方式及危险性。

3. 服药的依从性 了解患者对服药的态度，服药后出现副作用的应对方式等。

4. 基本生理需求 基本生理需要的评估对疾病的恢复及复发的预判也是治疗过程中对机体的作用及副作用的评估。

5. 躯体合并症 护士对患者躯体状况进行评估可针对疾病知识进行宣教。如糖尿病、高血压等知识宣教，还包括药物副作用引发的躯体不适，如头晕、肥胖、高脂血症等知识宣教。

6. 心理社会方面（经济、婚姻） 心理社会的评估可以了解患者的家庭支持系统是否完整，能否为患者的康复提供帮助；患者生病后对这些角色、功能有什么影响，是否感受心理压力；患者对疾病的认知是否存在病耻感等。

【病例介绍】

患者　女性　50岁　已婚　诊断：不伴有精神病性症状的重度抑郁发作

主诉：情绪低落、心烦、失眠一年余，加重4个月。

现病史：患者于49岁时无明显诱因出现失眠，心情烦躁不安，多汗，按照“更年期”对症治疗，具体不详，效果不明显。妹妹嘱托她为自己儿子办理一个假的学籍证明，因自己没有能力办理，受到家人埋怨，因此心情变得更差，觉得自己得罪了父母，没有颜面面对一大家人，整日唉声叹气，哭泣，语量变少，高兴不起来，没食欲，不想吃饭，无兴趣。开始无故担忧、哭泣，担心借的钱还不起，怕儿子以后结婚生了孩子自己照顾不了。自责，觉得自己很无用，一点钱都挣不了，对治疗没有信心，常常有自杀的念头，但未行动，未想过具体措施。患者近 1 年来睡眠欠佳，入睡困难，易醒，食欲差，进食量少，大、小便无明显异常。一年来体重较前减轻十几斤。否认既往有持续 2 周以上的情绪低落或持续 4 天以上的情感高涨。

既往史：否认高热惊厥史；否认肝炎、结核等传染病病史；否认高血压、糖尿病、心脏病等重大躯体疾病病史；否认其他手术史，否认外伤、输血及中毒史；否认其他药物、食物过敏史；否认职业病、地方病史；预防接种史不详。

【提出问题】

根据这个案例，如何对患者进行风险评估?

【评估过程】

（一）评估前

1. 环境的准备 选择舒适、安静、有利于保护患者隐私的评估环境，必要时选择单独的交谈室。交谈时双方椅子可呈 45°角，保持有效的交谈距离。

2. 护士做好评估前的准备 护士在评估前了解患者的病历资料，可事先拟出交谈的提纲，预测交谈中可能出现的问题及需要采取的相应措施。做好自身的准备，情绪调整到最佳状态，态度真诚、平心静气，耐心倾听患者的诉说，进行恰当的引导、提问、反馈。

3. 选择适当的时机 对于患者来说，根据患者的具体情况选择适当的时机进行交谈，必要时可与患者共同协商，如“可不可以占用您 20 分钟的时间，我们了解一下您的情况?”

（二）评估中

1. 建立良好的护患关系 护士根据患者的年龄、性别、职业、文化背景的不同而有礼貌、恰当地称呼患者。向患者介绍自己的姓名、职务以及在护理该患者时的角色。介绍住院的环境、各种制度、病区作息时间安排等，可以消除患者的陌生感，拉近护患关系，有利于交谈。如“李老师您好，我是您的责任护士 × × ×，欢迎您来到我们医院 × ×病区”“我想用半个小时的时间跟您沟通一下，在这过程中，可能涉及您的个人隐私，可能会做一下记录，您介意吗?”“您可以简单地介绍一下自己的情况吗?”

2. 评估患者的一般状况 询问患者一般情况，既往的健康状况：有无躯体疾病，目前是否还在接受治疗中。评估患者的家族史：主要了解患者父母、兄弟姐妹等有无精神病病史。评估患者的自理能力：患者是否能够独立完成日常活动，包括进食、穿衣、洗漱、如厕等，应注意患者有无自理能力受限，受限的范围、程度、原因以及表现，有无使用辅助器具等。

3. 评估患者的精神症状及应对方式 评估包括感知觉、思维障碍、情绪状态、意志力及自知力等，对于此案例中的抑郁症患者，评估患者核心症状、心理及躯体症状群中的症状，进行自杀风险的具体评估。睡眠问题可以是单独存在的一个疾病，但在精神科的众多患者中，常常是精神疾病伴发的一个症状，评估患者的睡眠问题和自身精神问题的应对方式，尤其重视患者的应对方式，相同的症状可以有不同的应对方式，不同的症状可能出现相同的应对方式，通过应对方式的评估，有效地防范风险的发生。

4. 评估患者接受治疗的态度、服药的依从性 判断患者能否安心住院、接受治疗、对药物治疗的态度，防止出现患者藏药的行为。

5. 评估患者的生理需求 评估患者的饮食情况，如饮食习惯、有无禁忌、进食是否规律、量多少。评估患者的排泄状况，如二便是否规律、次数等。

6. 评估患者心理社会的需求 如“生活中谁给您的帮助和支持最大？您跟他们的关系怎样?”“如果别人知道了您的病，他们对您有什么反应？有没有耻辱的感觉？如果那样，您是怎么解决的呢?”

在评估的过程中护士要观察患者的情绪反应，如果患者情绪激动、哭泣，请护士运用交谈的技巧（如沉默）陪伴患者，或拉着患者的手、拍拍患者给予支持与鼓励。也要注意观察患者的非言语行为，如眼神、表情、动作等。

（三）评估后

评估即将结束时应对交谈内容作出结语，以简明、扼要方式对患者存在的问题进行总结、复述，也可以是对患者的健康教育的内容或者是护理措施中患者需要注意的问题。在交谈结束后，护士要诚恳地对患者表示感谢。

三、风险评估后的对策

（一）安全护理

密切观察患者的病情变化，根据风险评估的结果进行有针对性的护理。如严防自杀，患者在疾病的发展期及疾病的早期与好转期，易出现自杀观念与行为。他们往往事先计划周密，行动隐蔽，甚至伪装病情好转以逃避医务人员与家属的注意，并采取各种方法，以达到自杀的目的。因此护士应加强责任心，严防患者消极自杀。

1. 严格班班交接 护士对自杀风险中、高危的患者严格班班交接，将患者安置于重症室，活动在护士的视线范围内。自杀危险性的两个高峰分别出现在入院后及出院后1周内，因此预防自杀行为是精神科临床护理工作的重要任务之一。

2. 严格执行护理巡视制度 每半小时巡视病房一次，对有消极意念的患者，要做到心中有数，重点巡视。尤其在夜间、凌晨、午夜、开饭前和交接班及节假日等病房医护人员少的情况下，护理人员要特别注意防范。

3. 要加强对病房设施的安全管理 严格做好药品及危险物品的保管工作，杜绝不安全因素。用专业的方式检查患者的衣物、所有物品及身体，将危险物品如刀子、剪子、玻璃、绳子、打火机等拿走。对高危患者增加检查的频率，部分物品由护士代为保管，确保患者无法接触和藏匿危险物品。

4. 确保有效治疗 临床症状直接影响精神病患者发生自杀的概率，及时有效的治疗可降低自杀风险，因此护理人员要密切配合医生的治疗，落实发药到口，看服下肚，确保有效治疗同时严防藏药，避免蓄积后一次性吞服造成自杀。

5. 使用安全契约 与患者订立不伤害或不自杀契约，对治疗自杀患者非常有帮助。在此契约中，患者要同意（口头上或书面上）在一定时间内不会采取自杀行为，如果有自杀冲动应立即找工作人员寻求帮助。当大多数治疗者认为当患者可以接受在规定的时间内不伤害自己的条件时，风险会大大降低。当这个时期过去后，可同患者再重新商定一段时间，本方法给了护理人员一段时间来帮助患者。而且，当患者在一种开放、无偏见的氛围中与所信任的人说出自杀想法时，会有一种释然的感觉。最后，护士应指导并鼓励患者的亲友也参与制订契约，因为他们都是照料患者的直接参与者。

（二）药物护理

严格遵医嘱给药。发药时严格检查口腔，防止患者藏药。用药后密切观察患者病情变化及药物不良反应情况。

（三）基础护理

保证患者营养与水分的摄入，必要时协助进餐。引导和协助患者按时料理个人卫生。保持大、小便通畅。合理安排患者活动及有规律的休息和睡眠，认真观察患者睡眠情况，做好失眠处理。

（四）健康教育

向患者讲解疾病的性质、治疗方法。告诉患者通过药物治疗、心理治疗及自身的努力，疾病会得到缓解，增加患者治疗的信心。

（五）康复护理

开展丰富多彩的文娱活动，培养其对生活的兴趣，以转移、分散患者的消极自杀意念，改善情绪。

（赵　静　李耀所　李英丽）

第四章　自伤自杀风险评估

在我国，每年大约有28.7万人死于自杀，自杀是我国人口的第5位死亡原因，是15～34岁年龄段人口的首要死亡原因。近期的研究显示，中国的自杀率在过去的20多年呈显著下降趋势，但自杀的预防和干预工作仍是一项重要的公共卫生、精神卫生和社会工作的课题。

一、自伤、自杀的概念

对于自杀的定义，至今还没有一个确切的概念。一些学者从结局来定义自杀，有些学者从动机来定义自杀，有些学者认为任何造成自我伤害的行为都是自杀；另一些学者强调只有在死亡愿望的支配下，自己采取行动，并导致了死亡的结局才能成为自杀。

世界卫生组织（2004）将自杀定义为，是自发完成的、故意的行动后果，行为者本人完全了解或期望这一行动的致死性后果。

以下自杀分类是以自杀行为的客观后果和主体的客观行动为主要依据，结合考虑死亡意愿的强烈程度，以指导自杀预防实践为主要目标。

1. 自杀死亡（completed suicide）　基本特征是采取了伤害自己生命的行动，该行动直接导致了死亡的结局。

2. 自杀未遂（attempted suicide）　基本特征是采取了伤害自己生命的行动，但该行动没有直接导致死亡的结局。

3. 自杀意念（suicidal ideation）　基本特征是有了明确的伤害自己的意愿，但没有形成自杀的计划，没有行动准备，更没有实际的伤害自己的行动。

4. 蓄意自伤（deliberateself－harm）　指的是明确地没有死亡愿望的情况下出现的故意自伤行为。

（一）自伤、自杀的危险因素

1. 精神障碍　超过90%的自杀者有精神障碍，自杀率较高的精神疾病包括：抑郁症，精神分裂症中的命令性幻听，精神分裂症、癫痫所致精神障碍等病后抑郁，精神活性物质所致精神障碍，酒依赖，人格障碍，严重的药源性焦虑。

2. 躯体疾病　恶性肿瘤，迁延不愈的慢性躯体疾病，严重外伤导致身体残疾等严重影响患者生活质量，造成患者难以承受的经济负担。

3. 遗传因素 自杀有一定的遗传学基础，且家庭成员间对自杀的认同和模仿都是危险因素。

4. 心理社会因素 孤僻离群，极度自卑或自责，嫉妒心强，过度依赖，家庭成员矛盾，亲友死亡，失业或事业受挫，债务，离异或丧偶，人际关系恶劣等。

5. 医院环境因素 住院环境存在安全隐患，如玻璃窗不能抗冲撞、易碎，电源插座暴露于患者可触及区域，刀剪、约束带、被服等管理不善，病房有死角，未及时锁门，外出治疗检查护士看管不利等。

6. 工作人员因素 有自伤自杀风险患者未严格执行交接班制度，护士发现问题而医生未及时处理。患者可因没有机会实施自伤自杀行为而暂时放弃危险想法，当护士对放松对患者的看护，如患者有独处机会、护士未执行巡视制度时，患者自伤自杀观念会因获得机会而转化为企图或者行为。未注意重点时段的重点区域的管理，工作人员的言语不慎，也会使患者感到绝望。

危险因素不是一成不变的，所以评估应是持续的、动态的，发现变化的危险因素及时进行干预。

（二）评估前的资料收集

评估前根据自伤自杀危险因素收集患者资料，包括病史资料及在院期间情况，整合一切可以得到的信息，判断风险程度并制定相应的护理措施，收集内容如下：

1. 有无有自伤、自杀史 亲朋好友是否有自杀经历。

2. 有无自杀、自伤观念 有自杀、自伤观念者不一定立即采取行为；有自杀企图者很可能采取自杀、自伤行为；有自杀、自伤计划者遇到机会成熟一定会采取行为；自杀、自伤意志越坚决，成功率越高。

3. 是否有自杀先兆 约80%的有自杀企图的患者在采取自杀行为之前都有一定的先兆。如与人谈论死亡或自杀；出现严重的躯体化不适症状；严重的抑郁情绪、自责、自罪及消极观念；针对严重负性生活事件，无有效应对方式；抑郁情绪突然好转，对周围人变得热情，将自己喜爱的物品赠予他人；准备自杀物品甚至进行自杀预演。

4. 精神病性症状是否得到控制 新入院患者在急性期精神症状未控制的情况下容易出现自伤自杀，特别是受幻觉、妄想支配及极度抑郁的患者。

5. 恢复期患者症状缓解后情绪变化 患者在此期自知力部分或全部恢复，

不知如何面对家人和社会，出现严重的病耻感。他们担心疾病复发，长期服药经济负担过重，害怕药物副反应，部分精神病性症状不能消失，使患者产生悲观、绝望、自卑情绪，为摆脱社会的重压和自己的痛苦而选择自杀来解脱。

住院精神病患者自杀的根本原因是与治疗环境有关的因素，建议包括：在住院期间定期评估自杀风险，包括入院时，在患者精神或身体状况发生变化时，以及出院前。也有研究提示，精神病患者自杀危险的两个高峰是住院后刚接受治疗的早期和疾病的恢复期。自杀的评估在住院时尽早完成。在平时的临床工作中对于有自杀的患者要进行持续、定期的密切观察，了解患者的病情变化，尤其是有幻觉、妄想症状及抑郁和焦虑症患者的内心感受、想法及情绪状态，并了解患者精神症状及治疗、用药情况。

另外，要了解患者是否存在生活中未解决的急慢性生活事件，也就是生活中是否存在让其焦虑、抑郁、困惑的事情，包括院内及院外事件。

（三）自杀的危险信号

自杀者在自杀前会通过各种方式向周围人传递自杀的信息，也是他们向周围人发出的求助信号。作为护理人员可以根据患者言行中流露出的种种信息识别出有自杀风险的患者，及时做进一步的评估和了解。

自杀危险信号通常可以通过以下几方面加以观察和识别。

1. 患者言语上直接或间接的表达　如“活着是一种痛苦，是家人的累赘，不想再坚持了”“天天提心吊胆地担心被他们追杀，不如死了算了”“现在得了这个病，我妻子肯定会和我离婚。孩子怎么办，我连家都养不了，活着算个什么，有什么价值”“他们让我自己了结，说如果我跳楼了，就不再和我要债了……”“我爸昨天探视时告诉我，我妈妈自杀了，现在不知道能不能活，她要是死了，我也不活了”等等。

2. 情绪、情感的流露　如紧张、不安、焦虑、抑郁、失控、绝望等，这些都是和自杀相关的危险因素。另外，愤怒、内疚、悲伤、无能为力、无助也是常见的情绪体验。

3. 行为表现　分发财物，与人道别，将珍贵的东西送人，和家人朋友疏远，酒精和药物滥用、极端的和不计后果的冲动行为、严重抑郁后的突然平静等。对于住院患者而言，我们要观察他们是否有如下迹象：对其他患者和工作人员的攻击性行为或倾向，试图从病房中外走，拒绝服药或藏药行为，在病房中表现出退缩行为等。

4. 生理上的一些改变　缺乏兴趣、食欲、性欲，身体健康状态不佳，睡眠问题等。

二、自伤、自杀的评估工具

自伤、自杀风险在精神科病房较常见且危险系数较高，患者出现自伤行为严重影响住院患者的人身安全，甚至带来医疗纠纷。根据风险评估的提示，采取具有针对性的护理措施进行早期干预，以达到有效干预。

危险因素可以帮助区别高风险患者和低风险患者，通过评估自伤自杀的危险因素可以更准确地帮助护士判定现实存在的问题和潜在的风险，制定有针对性的护理措施，阻止自伤自杀事件的发生。

【工具评估】

1.《自杀风险因素评估量表》（表 4－1）。本量表分为三个模块，一类危险因素主要由疾病症状导致，通过治疗及护理是可以逐渐变化减轻的。

表 4－1　自杀风险因素评估量表

项目＼时间			评定日期（　　年）						
一类危险因素	抑郁症								
	自杀观念	有无							
		频度							
		程度							
		时程							
	自杀企图	频度							
		计划性							
		坚定性							
	自我评价								
	自杀方式	有无							
		可救治性							
	无望								
	无助								
	酒药滥用								

续表

项目 \ 时间		评定日期（ 年）						
二类危险因素	年龄							
	性别							
	婚姻状况							
	职业情况							
	健康状况							
三类危险因素	人际关系不良							
	性格特征							
	家庭支持							
	事业成就							
	人际交往							
	应激事件							
	自知力							
总分								
评定者								

注：计分方法

一类危险因素（26分）

抑郁症：1轻；2中；3重；

自杀观念：有无：0无；1有；

频度：1偶尔；2经常；

程度：1轻度；2强烈；

时程：1短暂；2持续；

自杀企图：频度：1偶尔；2多次；

计划性：1盲目；2有计划；

坚定性：1犹豫；2下决心；

自我评价：1自责，自我评价低；2自罪；

自杀方式：有无：1无具体的方式；2方法容易达到和实施；

可救治性：1容易发现可救治；2隐秘难以救治；

无望：0无；2有；

无助：0无；2有；

药物滥用：0无；2有；

二类危险因素（总分8分）

年龄：0<45岁；1≥45岁；

性别：1女；2男；

婚姻状况：0已婚；1未婚；2离异或丧偶；

职业情况：0在职、在校；1失业、无业；

健康状况：0身体健康；1患病多年（未影响功能）；2患病多年（影响功能）；

三类危险因素（总分7分）　人际关系不良：0无；1有；

性格特征：0积极乐观；1内向、自卑、冲动；

家庭支持：0良好；1差；

事业成就：0事业有成；1一事无成；

人际交往：0交友多；1交友少；

应激事件：0 无；1 有；
自知力：0 良好；1 自知力差；
注：10 分以下为较安全，应每月评估一次；
11 ~ 20 分为危险，应每周评估一次；
21 ~ 30 分为很危险，应每天评估一次；
31 ~ 43 分为极度危险，应每天评估一次

2. 哥伦比亚 - 自杀严重程度评定量表（Columbia - suicide severity rating scale，C - SSRS，表 4 - 2）

由哥伦比亚大学的研究团队于 2007 年编制，用于评估患者的自杀意念和自杀行为。C - SSRS 含严重程度、强度、行为和死亡 4 个分量表。

严重程度量表用于评估受试者自杀想法的严重程度，采用 0 ~ 5 分的 6 级评分法，从个体否认有自杀观念至有自杀计划。

强度量表用于评估受试者的自杀观念强度，细分为频率、持续时间、控制力、制止因素和有自杀观念的理由 5 项，采用 0 ~ 5 分的 6 级评分法。

行为量表用于评估受试者自杀行为。

死亡量表用于评估真实的自杀行为。

Mundt 团队进行了一项 3776 例抑郁和应激障碍患者的研究，结果表明该量表预测未来自杀行为的敏感度和特异度分别为 67%、76%。该量表在临床实践、初级护理机构、研究机构中应用较为普遍，但在国内的研究较为缺乏。

表 4 - 2　哥伦比亚 - 自杀严重程度评定量表

自杀意念

询问问题 1 和 2，如果对这两个问题的回答均为否，请转至“自杀行为”部分，如果对问题 2 的回答为“是”，请询问问题 3、4、5，如果对问题 1 和/或 2 的回答为“是”，请完成下面的“意念强度”部分。	自上次访问之后
1. 希望死去　你曾希望自己死去或者希望自己睡着后不再醒来吗？ 如果是，请描述：	是　否 □　□
2. 不具体的主动自杀想法　您确实有过自杀的想法吗？ 如果是，请描述：	是　否 □　□
3. 有方法（非计划）但无行动意图的主动自杀意念　您想过会如何自杀吗？ 如果是，请描述：	是　否 □　□
4. 有行动意图但无具体计划的主动自杀意念　您有过这些想法并有过实施这些想法的意图吗？ 如果是，请描述：	是　否 □　□
5. 有具体计划和意图的主动自杀意念　您已经开始制定或者已经制定了详细的自杀计划吗？您是否想执行这个计划？ 如果是，请描述：	是　否 □　□

意念的强度

以下各项按照最强烈的意念类型（即：上面的 1 ~5，其中 1 为最不强烈，5 为最强烈）来评定。 最强烈的意念：　　类型编号（1 ~5）　　意念描述	最强烈的
频率 您产生这些想法的次数有多少？ （1）一周少于一次　（2）一周一次　（3）一周 2 ~5 次 （4）每天一次或几乎每天一次　（5）一天多次	
持续时间 当您有自杀想法时，这些想法会持续多久？ （1）短暂的时间/仅仅几秒或几分钟　（2）不到 1 小时/一段时间 （3）1 ~4 小时/很长时间　（4）4 ~8 小时/几乎一天 （5）超过 8 小时/持久或连续的时间	
可控性 如果您愿意的话，您能否停止自杀或希望死去的想法？ （1）能轻易地控制这些想法　（2）能控制这些想法，几乎没有困难 （3）能控制这些想法，但有些困难　（4）能控制这些想法，但非常困难 （5）不能控制这些想法　（0）不想控制这些想法	
制止因素 有没有什么因素——某人或某物（如：家庭、宗教、死亡的痛苦等）曾制止您产生希望死去的念头或实施自杀的想法？ （1）制止因素的确曾制止过您　（2）制止因素可能制止过您 （3）不确定制止因素是否制止过您　（4）制止因素很可能没制止过您 （5）制止因素绝对没有制止过您　（0）不符合	
自杀意念的产生原因 哪些原因使您希望自己死去或自杀？是为了结束痛苦或终止您当时的感受（换句话说，这种痛苦或您当时的感受使您无法继续忍受），还是为了引起他人的关注、反应或报复他人？或者两者都有？ （1）完全是为了引起他人的关注、反应或报复他人（2）主要是为了引起他人的关注 （3）既是为了引起他人的关注、反应或报复他人，也是为了结束/停止痛苦 （4）主要是为了结束或停止痛苦（5）完全是为了结束或停止痛苦（0）不符合	

自杀行为

实际尝试 您做过自杀尝试吗？ 您做过伤害自己的事情吗？ 您做过可能导致自己死亡的危险的事情吗？ 　您做了什么事情？ 　您曾将　　作为结束您生命的方式吗？ 　当您　　时，您想过死（即使只有一点这样的想法）吗？ 　当您　　时，您曾试图结束自己的生命吗？ 　或者您想过您可能会因　　而死吗？	是　否 □　□ 总的尝试次数

续表

或者您这样做纯粹是因为其他原因/没有任何自杀意图（如：为了释放压力、感觉好些、获得同情，或者使其他的事情发生）吗？（没有自杀意图的自伤行为） 如果是，请描述： 受试者有过非自杀性的自伤行为吗？	是 否 □ □
被中断的尝试： 是否有一次您开始做某事以便结束自己的生命时，但某人或某物在您真正开始前就阻止了您呢？ 如果是，请描述：	是 否 □ □ 总的尝试次数
放弃的尝试： 是否有一次您开始做某事或试图结束自己的生命时，但在真正开始前您就停止了这样的行为呢？ 如果是，请描述：	是 否 □ □ 总的尝试次数
预备的行动或行为： 您为自杀未遂或准备自杀采取了行动（比如：收集药品，获取枪支，将贵重物品送人或者写自杀遗言）吗？ 如果是，请描述：	是 否 □ □
自杀行为： 在评估期间发生了自杀行为？	是 否 □ □
实施的自杀：	是 否 □ □
只对实际自杀未遂作答	最致命的自杀未遂的日期：
实际的致命性/身体损伤： 0. 没有身体损伤或很轻的身体损伤（如：表皮擦伤）。 1. 轻度身体损伤（如：说话无精打采、1 度烧伤、轻度出血、扭伤）。 2. 中度身体损伤：需要就医（如：有意识但困乏、有些反应、2 度烧伤、大血管出血）。 3. 中重度身体损伤：需要住院治疗并可能接受重症监护（如：处于昏睡状态但反射完好、不足身体面积 20% 的 3 度烧伤、大量失血但能恢复、严重骨折）。 4. 重度身体损伤，需要住院治疗并接受重症监护（如：处于昏睡状态并失去反射功能、超过身体面积 20% 的 3 度烧伤、大量失血并且生命体征不稳定、要害部位的严重损伤）。 5. 死亡	
潜在的致命性：只在实际致命性 -0 时才回答 实际自杀未遂在未造成身体损伤时的可能致命性 0. 行为可能不会造成伤害 1. 行为可能造成伤害但不会导致死亡 2. 尽管有医疗救护但行为仍可能导致死亡	

3. 贝克自杀意念量表（Beck scale for suicide ideation，SSI，表4-3）

由Beck等人于1979年编制。用于评估受试者自杀意念的强度和风险度，共19个条目，询问受试者过去一周及最消沉、最忧郁时候的真实感受。采用1~3分的3级评分法，分数越高，自杀意念的强度越大。自杀危险是依据量表6~19项判断有自杀意念的受试者真正实施自杀的可能性大小。分数越高，自杀的风险越高。

表4-3 Beck自杀意念评估量表

下述项目是一些有关您对生命和死亡想法的问题，每个问题既问最近一周您是如何感觉的，又问既往您最消沉、最忧郁或自杀倾向最严重的时候是如何感觉的。每个问题的答案各有不同，请您注意看清题目和备选答案，然后根据您的情况选择最合适的答案。

1. 您希望活下去的程度如何？

最近一周	中等到强烈	弱	没有活着的欲望
最消沉、最忧郁的时候	中等到强烈	弱	没有活着的欲望

2. 您希望死去的程度如何？

最近一周	没有死去的欲望	弱	中等到强烈
最消沉、最忧郁的时候	没有死去的欲望	弱	中等到强烈

3. 您要活下去的理由胜过您要死去的理由吗？

最近一周	要活下去胜过要死去	二者相当	要死去胜过要活下来
最消沉、最忧郁的时候	要活下去胜过要死去	二者相当	要死去胜过要活下来

4. 您主动尝试自杀的愿望程度如何？

最近一周	没有	弱	中等到强烈
最消沉、最忧郁的时候	没有	弱	中等到强烈

5. 您希望外力结束自己生命，即有“被动自杀愿望”的程度如何？（如，希望一直睡下去不再醒来、意外地死去等）

最近一周	没有	弱	中等到强烈
最消沉、最忧郁的时候	没有	弱	中等到强烈

如果上面第4项或第5项的答案为“弱”或“中等到强烈”，不论针对的是“最近一周”还是“最消沉、最忧郁的时候”，继续做下面的问题。

6. 您的这种自杀想法持续存在多长时间？

最近一周	短暂、一闪即逝	较长时间	持续或几乎是持续的	近一周无自杀想法
最消沉、最忧郁的时候	短暂、一闪即逝	较长时间	持续或几乎是持续的	

续表

7. 您自杀想法出现的频度如何？				
最近一周	极少、偶尔	有时	经常或持续	近一周无自杀想法
最消沉、最忧郁的时候	极少、偶尔	有时	经常或持续	
8. 您对自杀持什么态度？				
最近一周	排斥	矛盾或无所谓	接受	
最消沉、最忧郁的时候	排斥	矛盾或无所谓	接受	
9. 您觉得自己控制自杀想法、不把它变成行动的能力如何？				
最近一周	能控制	不知能否控制	不能控制	
最消沉、最忧郁的时候	能控制	不知能否控制	不能控制	
10. 如果出现自杀想法，某些顾虑（如顾及家人、死亡不可逆转等）在多大程度上能阻止您自杀？				
最近一周	能阻止自杀	能减少自杀的危险	无顾虑或无影响	
最消沉、最忧郁的时候	能阻止自杀	能减少自杀的危险	无顾虑或无影响	
11. 当您想自杀时，主要是为了什么？				
最近一周	控制形势、寻求关注、报复	逃避、减轻痛苦、解决问题	前两种情况均有	近一周无自杀想法
最消沉、最忧郁的时候	控制形势、寻求关注、报复	逃避、减轻痛苦、解决问题	前两种情况均有	
12. 您想过结束自己生命的方法了吗？				
最近一周	没想过	想过，但没制订出具体细节	制订出具体细节或计划得很周详	
最消沉、最忧郁的时候	没想过	想过，但没制订出具体细节	制订出具体细节或计划得很周详	
13. 您把自杀想法落实的条件或机会如何？				
最近一周	没有现成的方法、没有机会	需要时间或精力准备自杀工具	有现成的方法和机会或预计将来有方法和机会	近一周无自杀想法
最消沉、最忧郁的时候	没有现成的方法、没有机会	需要时间或精力准备自杀工具	有现成的方法和机会或预计将来有方法和机会	

续表

14. 您相信自己有能力并且有勇气去自杀吗？				
最近一周	没有勇气、太软弱、害怕、没有能力	不确信自己有无能力、勇气	确信自己有能力、有勇气	
最消沉、最忧郁的时候	没有勇气、太软弱、害怕、没有能力	不确信自己有无能力、勇气	确信自己有能力、有勇气	
15. 您预计某一时间您确实会尝试自杀吗？				
最近一周	不会	不确定	会	
最消沉、最忧郁的时候	不会	不确定	会	
16. 为了自杀，您的准备行动完成得怎样？				
最近一周	没有准备	部分完成（如，开始收集药片）	全部完成（如，有药片、刀片、有子弹的枪）	
最消沉、最忧郁的时候	没有准备	部分完成（如，开始收集药片）	全部完成（如，有药片、刀片、有子弹的枪）	
17. 您已着手写自杀遗言了吗？				
最近一周	没有考虑	仅仅考虑、开始但未写完	写完	
最消沉、最忧郁的时候	没有考虑	仅仅考虑、开始但未写完	写完	
18. 您是否因为预计要结束自己的生命而抓紧处理一些事情？如买保险或准备遗嘱。				
最近一周	没有	考虑过或做了一些安排	有肯定的计划或安排完毕	
最消沉、最忧郁的时候	没有	考虑过或做了一些安排	有肯定的计划或安排完毕	
19. 您是否让人知道自己的自杀想法？				
最近一周	坦率主动说出想法	不主动说出	试图欺骗、隐瞒	近一周无自杀想法
最消沉、最忧郁的时候	坦率主动说出想法	不主动说出	试图欺骗、隐瞒	

护士在用评估量表为患者做评估时，避免手持量表一边记录一边询问，使患者感觉生疏。护士充分利用护患沟通技巧，与患者建立信任关系，使评估出来的内容更具真实性和客观性。

三、自伤、自杀案例应用

【病例介绍】

患者刘某，女，25岁，本科学历，未婚，职员，恋爱中。诊断：不伴有精神病性症状的重度抑郁发作。

患者性格内向，家族史阳性，妈妈患有抑郁症，在患者10岁时，父母离异，由父亲独自抚养患者。住院前一直在工作，但工作效率较前明显下降。

本次住院，患者主诉："我真的很累了，发生了这么多的事情我扛不住了……"。在患者住院的前段时间，妈妈因为抑郁症复发住院了，这让患者着急又担心；要结婚的对象不是自己真心托付一生的人，爸爸的一句"你有病"抹杀了患者选择爱人的权利；工作面临被辞退等。

患者说，这些是事儿，但和心中一直无法解开的死结相比不算事。至今，患者都无法原谅爸爸与妈妈离婚的决定。恨爸爸不知道妈妈对她来说有多重要，恨爸爸如此狠心抛弃了妈妈，而她和妈妈被无奈地彼此"抛弃"。她说，她住院是为了惩罚爸爸，因为她是爸爸的最爱……

她对爸爸的情感充满了怨和恨，这让她痛苦、无奈又无力。只有她知道自己这些年经历了什么，这些经历又是怎样地影响了她的学业、人际和生活。她几次想摆脱这些痛苦的纠缠和折磨，在手腕上自杀留下了很多自杀后的伤痕。有一次自杀后被爸爸及时发现送到了医院，醒后看到爸爸那焦急、憔悴的样子，她又痛恨自己伤了爸爸的心。

刚刚住院的时候患者说到："现在住进了精神病院，成了别人说的疯子，没有人愿意和疯子打交道，活着还有什么意义，不如一死了之。"

大概住院的三周左右，就在病情日趋渐好的时候，一个噩耗如晴天霹雳般地闯入了她的生活——妈妈自杀了，生命危在旦夕。这几乎击垮了这个女孩儿，她原本自杀的念头刚刚退去，这个噩耗又将她逼近绝望的边缘。

【提出问题】

根据这个案例，如何通过询问的方式对患者进行风险评估？

【通过问诊评估】

问诊是风险评估的基本方法，应用量表评估的过程也通常依靠问诊来完成。关于询问时的用词表达，可以尝试对患者来讲不那么直接的表达方式，如，伤害自己的想法，结束生命的想法等，也可以用自杀一词直接询问。

（一）问诊的方式

问诊的方式很重要，要表现出专业、自然、冷静。另外，还要注意评估的时机，不要太早。对于新入院患者，先收集和评估其他内容。在了解患者情绪状态或患者提到目前的困惑、苦恼时，给予积极的倾听、理解和支持。然后在患者谈及痛苦或负性情感的时候，先共情认可患者的种种感受，给予理解。接着尝试将自杀的想法正常化，然后再具体询问。一般先询问自杀意念，如："你刚刚谈到你……，能看出你很痛苦、很矛盾，当一个人经历这种感受，又难以应对出现的问题时会有想结束自己生命的想法，你有这样的想法吗?"

（患者答："我有时候会想到死了会不会更好"）

正常化的原因是有些人对自己产生自杀的想法非常恐惧，担心自己会失控而出现自杀的行为。实际上，自杀学专家提示：有自杀的想法并不是真的就会实施自杀的行为，只有自杀的想法不是预测自杀危险性的有效指标。

该患者在住院早期的时候曾经说过："现在住进了精神病院，成了别人说的疯子，没有人愿意和疯子打交道，活着还有什么意义。"听了患者的表达后，我们会很紧张，这是很自然的反应。在这种紧张下如果你立即就问："你有自杀的想法吗？想采取什么方式自杀？想什么时候自杀?"。这样问会让患者感觉太突兀和慌乱，我们还要先用开放性的问话方式询问"你说现在住进了精神病院，成了别人说的疯子，活着就没有意义了，能多说一些你的想法吗?"然后积极的用心去倾听。当触及到患者内心感受的时候，再问："嗯嗯，你刚才也说还不如一死了之，你的意思是有自杀的想法吗?"

（患者答"曾经有过"）

住院10天左右，患者的妈妈自杀未遂，爸爸接她去看望病重的妈妈。回到病房后情绪非常低落、伤心。护士及时地了解了妈妈的情况，并做了当下自杀风险的评估。"你刚刚谈到你妈妈这次自杀住院的事让你很伤心，非常担心妈妈的生命安危，同时也很无助，你说都不知道自己活着的意义是什么？我也很担心你，我想知道你现在有自杀的想法吗?"

（患者答"偶尔会有"）

如果患者对于自杀想法给予肯定的回答，要了解自杀想法的频率："这样的想法通常在什么情况下，在什么时候出现呢?”并了解患者想死意愿的强度:“说到自杀的想法，假如0是不想死，100是真的想死，你能告诉我你内向真正想死的程度从0~100有多大吗?”。

（患者答“偶尔想死，但是没有勇气，所以也就放弃了，程度大概在30”）

（二）自杀计划的评估

如果患者表示有自杀想法，护理人员要保持冷静，不要惊慌，要传递出对患者的真诚、关注及你的专业能力。因为患者有可能已经很恐慌、无助了，你的惊慌会增加患者的失控和无助感。护理人员要继续鼓励患者进行情感的宣泄，积极地倾听，进一步了解他的困惑和感受。接下来要评估是否有自杀计划。如，“刚刚你说到你有自杀的想法，能具体说一说吗?”或“你说有自杀的想法，那你有自杀的计划吗?”

（患者答“还没想好怎么去死，爸爸也离不开我啊”）

如果有计划，我们要详细了解自杀计划实施的即时性和自杀方法的致死性，“能具体说一说你的计划吗?”包括:“你想什么时候去做呢?”“你打算用什么方式?”“你想过在什么地方自杀吗?”“你是否将自杀的想法和计划告诉了别人?”

（患者答“吃药或者跳河，但是又担心没有死成，会不会很难受”“曾经割腕，但是很疼，没有下狠手，有没有一种不会痛苦就能死的方法呢?”）

一个人自杀计划越详尽，他的危险就越高。

（三）自杀未遂史的评估

自杀未遂史是自杀的危险因素之一。所以，我们要了解患者既往的自杀未遂史:“你过去有过自杀的行为吗?也就是说真的实施过自杀的行为吗?”

如果患者承认有自杀未遂史，要逐项询问如下问题:“有过几次?最后一次是什么时候?是用的什么方式呢?原因是什么?你想达到什么目的?是否采取了抢救措施?对那次自杀你现在怎么看?”等。

案例中的患者既往有过自杀未遂史，可以询问:“你之前说过曾经自杀过，你能告诉我有过几次吗?”

（患者答“两次”）

（四）亲友自杀史的评估

亲友自杀史也是自杀危险因素之一。如果亲友尤其是有血缘关系的亲人有过自杀行为，本人的自杀风险要高于其他人。

“和你有血缘关系的亲友中，有人有过自杀行为吗?”“和你没有血缘关系，你认识的人中，有人有过自杀行为吗?”如果有亲友自杀史，要问：“是谁?”“你怎么看他的自杀？他的自杀对你有什么影响吗?”。

以案例中的患者为例，“你说这次妈妈住院是因为抑郁症复发在家自杀了，我知道你很伤心难过，我很关心你的状况，想了解你怎么看妈妈这次的自杀呢？对你具体有什么影响呢?”

（五）资源的评估

如果患者认为自己内部和外部的资源缺乏，或他认为这些资源不具有支持性，是自杀的危险因素；相反，患者有内部资源和外部的支持系统可以运用，对于他而言是自杀的保护因素。在这个患者的生命当中谁是他最重要的资源；我第一个可以找的是谁；我怎么去强化患者运用这个资源，这个是我们在谈到系统工作和资源的时候是我们需要考虑的问题。

具体可以询问：“在自杀想法很强烈的时候，你认为你可以做些什么帮助自己?”“你认为还有谁可以帮到你?”

识别患者当前心理状况和所处的危机环境很重要，但是了解患者的心理优势也是风险评估的重要部分。对于案例中的患者，住院是一个相对而言安全的环境因素，医护人员是她的支持系统，爸爸是她的支持系统，对妈妈的爱是她生存下去的支柱，对恋爱的渴望、积极配合治疗等都是患者的积极资源。

（六）识别精神病性症状

幻觉、妄想对患者的影响，被害妄想使患者感到恐惧、惶惶不可终日、生不如死，而命令性幻听命令患者做出伤害自己的行为，而对这种性质的幻听患者无法抗拒，要适时地评估，如，“你刚谈到有人要伤害你，而且听到有人叫你去死，这让你很紧张、恐惧，那你现在有没有因为这些产生自杀的想法呢?”

【通过评估工具评估】

除了问诊之外，还可以应用《自杀风险因素评估量表》对患者自杀自伤风险进行评定，确定风险的等级，从而采取相应的护理措施。本案例评定结果如下。

项目			分值				评定时间（2018 年）					
			0	1	2	3	1.5	1.6	1.7	1.8	1.9	1.10
一类危险因素	抑郁症			轻	中	重	3					
	自杀观念	有无	无	有			1					
		频度		偶尔	经常		1					
		程度		轻度	强烈		1					
		时程		短暂	持续		1					
	自杀企图	频度		偶尔	多次		1					
		计划性		盲目	有计划		1					
		坚定性		犹豫	下决心		1					
	自我评价			自责自我评价低	自罪		0					
	自杀方式	有无		无具体方法	方法容易达到和实施		0					
		可救治性		容易实现可救治	隐秘难以救治		0					
	无望		无		有		2					
	无助		无		有		2					
	酒药滥用		无		有		0					
二类危险因素	年龄		<45 岁	≥45 岁			0					
	性别			女	男		1					
	婚姻状况		已婚	未婚	离异或丧偶		1					
	职业情况		在职在校	失业无业			0					
	健康情况		身体健康	患病多年未影响功能	患病多年影响功能		1					
三类危险因素	人际关系不良		无	有			1					
	性格特征		积极乐观	内向、自卑、冲动			1					
	家庭支持		良好	差			1					
	事业成就		事业有成	一事无成			0					
	人际交往		交友多	交友少			1					
	应激事件		无	有			1					
	自知力		良好	自知力差			0					
总分							22					
评定者												

注：根据评分结果，患者总分为 22 分为“很危险”，需每天评估一次。

【护理措施】

（1）应用《自杀风险因素评估量表》对患者自杀自伤风险进行评估，根据分值，动态调整评估的频率。护理人员可以根据患者的表达，敏感地识别患者自杀迹象，综合评定患者的自杀危险程度。

（2）根据患者自杀风险的评估结果，在患者有自杀风险时，在患者的床头卡、护士站提示板等位置设置风险提示标识，同时还可采取为患者穿着特殊病号服等措施，提醒工作人员重点关注该患者。

（3）将患者安置在重症室，出入活动做好交接，必要时由护士陪同。可将患者床位安置于重症室的中间位置，避免接触墙壁，必要时可在床头部放置防撞条等保护物加以保护，撤除床头桌，改用整理箱收放物品。

（4）患者自杀家族史阳性，且存在自责、悲观、自我评价低等情况，自杀可能性很大。如患者出现企图自杀自伤行为时，及时报告医师采取处理措施，必要时采取医学保护性约束。

（5）责任护士应详细了解患者的病史，做动态、连续性的护理评估。重点评估自杀的危险因素，同时注意评估患者的内心感受，同时对患者的需求进行评估，在保证安全的前提下，满足合理需求。

（6）评估患者对“家、婚姻、恋爱”的概念如何理解，让患者讲述父母离异对自己情绪、感受造成的影响，以及患者的应对方式如何，结合 ABC 理论为患者进行心理护理，帮助患者认识到情绪与行为之间的相互影响，让患者对自身及周围环境有正确的认知，从而有效地改善患者的整体心理状态，避免自杀行为的发作。

（7）做好患者生活物品及探视带入物品的检查，保证周围环境设施安全。

（8）确保药物服下，杜绝藏药，避免发生积攒药物顿服自杀的情况。观察服药后疗效、有无副作用，及时与医生沟通，调整治疗。

（9）联系患者家属，当患者母亲的情况有变化时，视情况告知患者。所有医护人员应知晓患者目前情况，但避免当面谈论或者议论病情。

（10）积极带患者参加病区开展的康复训练活动，同时做好健康宣教。

（11）患者没有幻觉、妄想等精神病性症状，智力及文化水平较好，对自身疾病有一定认识，可以运用心理学相关理论帮助患者矫正不良认知，用合理性信念取代非理性信念。针对该患者，建议实施家庭心理治疗。

（12）利用患者自身优势，积极提供治疗有效的案例，患者情绪稳定时，可以与患者探讨自杀相关的问题，与患者进行共同分析，帮助患者认识到自杀行为所带来的伤害，帮助患者树立战胜疾病的信心。

知识链接

合理情绪疗法（Rational－Emotive Therapy，简称 RET），也称“理性情绪疗法”，是帮助求助者解决因不合理信念产生的情绪困扰的一种心理治疗方法，属于认知行为疗法。

情绪 ABC 理论是由美国心理学家埃利斯（A. ELLis）于 20 世纪 50 年代创建的。其理论认为引起人们情绪困扰的并不是外界发生的事件，而是人们对事件的态度、看法、评价等认知内容，因此要改变情绪困扰不是致力于改变外界事件，而应该改变认知，通过改变认知，进而改变情绪。他认为外界事件为 A（Activating events 的第一个英文字母），人们的信念为 B（Beliefs 的第一个英文字母），情绪和行为反应为 C（Consequences 的第一个英文字母），因此其核心理论又称为 ABC 理论。

四、有自伤、自杀风险患者的护理措施

（一）一般护理

1. 做好宣教工作 向患者及家属做入院宣教及病房内安全健康教育。

2. 减少不良刺激 与兴奋患者及其他自杀风险患者分开安置，减少不良刺激。

3. 提供安全的病房环境 责任护士做好责任区日常生活设施的安全检查，对病房内的危险品进行清理检查，避免患者利用漏洞作为自杀工具，如眼镜的玻璃镜片，书籍内赠送的金属书签等。入院时应仔细检查患者的随身物品，保证患者身边无危险物品。禁止使用金属及玻璃制品，使用塑料制品。墙面宣传品尽量采用纸质材料，固定妥当。检查门窗等建筑结构螺丝是否牢固。

4. 做好巡视工作 为保证患者安全，应让其活动在工作人员视线范围内，工作人员要坚守岗位，加强床旁巡视，为避免患者掌握规律，可在规定的巡视时间内改变巡视的间隔。

5. 把好探视关 对于有自杀风险的患者来说，探视时，做好家属的安全宣教，向探视患者的家属交待注意事项，避免发生意外。患者返回病房时，应按照入院患者常规进行安全检查，防止危险物品如刀、棍、剪、绳、玻璃、药物等带入病房。

6. 服药管理 发药时应两人发药，一个发药，一人检查患者的口腔，确保药物服下，以保证治疗顺利进行，避免患者出现藏药行为进而出现一次性吞服药物而自杀。同时密切观察患者用药后反应，发现问题及时处理。

（二）病情观察

自杀行为的发生并不是完全无法预测的，也并非全部都是突然发生的，事实上，大部分自杀行为的发生，都存在一定的先兆因素。临床护理中，可以通过严密的护理观察以及对相关因素的分析，提高对自杀行为的预测和防范。尤其是在治疗初期以及增加用药剂量期间，更应密切关注患者的自杀风险。

1. 加强监护 将患者安置于重症室护士视线范围内，如患者反复要求离开病室、如厕，应提高警惕，必要时专人护理。

2. 动态评估 针对患者情况，每日、每班做连续性动态评估，应用自杀相关评估量表作为辅助，敏锐注意患者的表情、言语内容、语气、异常行为。

3. 预测、预防自杀、自伤 注意观察患者情绪情感及言行举止，警惕反常的情绪行为变化，及时预测患者心理、生理需要，主动满足患者需求，尽早采取措施，预防自杀、自伤等意外发生。

4. 加强巡视 加强夜间床边巡视，观察患者睡眠情况，有异常时及时找医生给予处理。

5. 密切观察病情 警惕患者“装好”的可能性。平日应有预防自伤自杀应急演练，一旦发生自杀自伤时，护士要沉着、冷静地作初步抢救，并及时报告医生进一步采取措施，按时上报不良事件。

（三）心理护理

1. 建立良好的护患关系 给予患者真诚的关怀与共情，给患者提供心理支持。

2. 鼓励、引导患者 在得到患者信任的基础上，可直接与患者谈论自杀相关的问题。针对自杀自伤问题，鼓励和引导患者倾诉内心感受，充分表达其自杀自伤的想法和冲动。可以与患者签订安全契约，要求患者同意住院期间不采取自杀行为，告诉患者当感到不可自控时，要及时告诉工作人员，以便及时帮助患者。

3. 加强康复训练 运用正念、冥想等技术帮助患者过渡目前危险境地，并在未来成为患者面对困惑或应对困难的方法。音乐疗愈、舞动治疗、身体戏剧、绘画治疗等也应用广泛，患者可以和心理治疗师共同探讨。

（四）康复护理

1. 安排患者有规律生活和休息　开展丰富多彩的文娱活动，如音乐训练、折纸、曼陀罗绘画等，培养其对生活的兴趣，以转移、分散患者的消极自杀意念。

2. 开展患者喜爱的娱乐活动　可适当增加竞争性，除转移患者的抑郁情绪外，还可以增强患者的自信心及愉快的内心体验，避免出现自杀自伤行为。

（五）健康宣教

1. 全病程健康教育　对患者开展全病程的健康教育，讲解抑郁症的知识，强调定期门诊复查、遵医嘱服药、合理生活模式与预防疾病复发的重要性。

2. 指导患者及家属　向患者和家属讲解有关预防自杀的知识，讲解抑郁情绪的早期症状，教给患者和家属识别的方法，指导患者应对生活中压力和困难的方法。

3. 家属支持　鼓励家属关心、尊重、信任和帮助患者，使其增强战胜疾病、重返社会的信心，创造温馨的家庭氛围，减少疾病复发、自杀自伤发生的概率。

4. 后期随诊　争得患者及家属同意可在患者出院后进行随访，继续关注，出现预警及时给予帮助。

（王翠玲　张大伟　郝小宁）

第五章　攻击风险评估

精神科攻击行为多见于精神分裂症、情感性精神障碍、人格障碍、药物依赖及酒精中毒、器质性精神障碍等患者，是精神科常见的危险状态。精神疾病患者暴力行为发生率很高，多发生在精神疾病急性期，这不仅严重影响了患者自身的健康和安全，对他人和环境也是一个严重的威胁因素，而且这种危机的发生常常不受患者意识的支配，具有多变性、突发性的特点，可以发生在家中、社区或医院。

一、攻击行为的概念

攻击行为是指一种强烈的攻击行为，可能是身体的、言语的或象征性的攻击行为，具有极强的爆发性和破坏性，会对攻击对象造成不同程度的伤害，甚至威胁生命。

（一）攻击行为的观察要点

1. 精神病性症状

（1）幻觉：其中幻听是引起患者出现攻击行为的重要危险因素。如患者在出现评论性幻听时，有可能认为是周围人在议论自己，从而引发攻击行为；患者可在命令性幻听的支配下对周围人发起攻击行为。

（2）妄想：其中被害妄想为引发患者攻击行为的重要危险因素。患者受被害妄想的支配，误认为周围人要迫害自己，从而引发防御性的攻击行为。

（3）易激惹：躁狂患者常出现情感高涨伴有易激惹，此类患者往往喜欢打抱不平，愿意参与身边发生的所有事情，常因为周围人的一句话或一种行为而引发不满，进而出现攻击行为。

（4）意识障碍：患者出现意识障碍时可能发生突然性的攻击行为，往往缺乏目的性和先兆，这种攻击行为往往令人难以防范。

2. 性格特征

（1）应对方式：不同的人有不同的应对方式，当患者受到外界影响和挫折时，受个体应对方式的影响，可能采用暴力攻击或压抑、回避等方式来应对。

（2）既往攻击史：患者的精神症状中有易激惹、敌意等更容易发生攻击行为。这说明精神障碍患者的攻击行为与其精神病性症状密切相关。

（3）生长环境：受患者家庭环境、家庭地位、人际交往、社会角色等方面的影响，不同的患者也会出现不同的攻击风险。男性、体格健硕、习惯以暴制暴的个体更易发生攻击行为。

3. 治疗依从性

精神障碍患者的自知力越差，则对治疗的依从性越差。不良治疗依从性与攻击行为的发生也十分密切。由于精神障碍的特殊性，多数封闭病房内的精神障碍患者缺乏对自己所患疾病的正确认识，不知道治疗的重要性，对在封闭病房内接受被动的口服药物、肌注药物、无抽搐电休克治疗、康复治疗等项目较为抵触，这也是引起患者出现攻击行为常见的危险因素。

4. 诱发因素

（1）医务人员的强制手段：目前我国多数精神障碍住院患者的住院环境为封闭病房，相对封闭的住院环境、被动的治疗体验让很多患者从心理层面产生抵触情绪。在病房内的被强制治疗和限制自由与患者的攻击行为发生密切相关。

（2）医务人员的态度：精神科医务人员所面临的治疗群体较为特殊，有些医务人员受既往工作经验的影响，认为在工作中使用较为强势的工作方法和态度更利于开展临床工作，同时更利于对患者的管理。因个别医务人员简单的工作方式或不良的工作态度而导致患者出现攻击行为也常有发生，因此应引起医务人员的高度重视。

5. 攻击行为的先兆的观察

（1）行为：兴奋、激动可能是攻击行为的前奏。一些早期的兴奋行为包括踱步，不能静坐，握拳或用拳击物，下颚或面部的肌肉紧张等。

（2）情感：愤怒、敌意、异常焦虑、易激惹、异常欣快、激动和情感不稳定可能表示患者将失去控制。

（3）语言：患者在出现攻击行为之前有一些语言的表达，包括对真实或想象的对象进行威胁，或提出一些无理要求，说话声音大并具有强迫性等。

（4）意识状态：思维混乱、精神状态突然改变、定向力缺乏、记忆力损害也提示攻击行为可能发生。

二、攻击风险的评估工具

（一）攻击风险因素评估表（表5－1）

攻击风险因素评估表

姓名：　　性别：　　年龄：　　病案号：　　病区：　　诊断：

Ⅰ级：有下列情况之一者，若为男性则有两项①男性；②精神分裂症，伴有幻听或被害妄想；③躁狂；④酒药依赖的脱瘾期；⑤意识障碍伴行为紊乱；⑥痴呆伴行为紊乱；⑦既往人格不良者（有冲动、边缘型人格障碍）。

处理：防冲动，密切观察。遵医嘱，对症治疗。

Ⅱ级：被动的言语攻击行为，表现为激惹性增高，如无对象的抱怨、发牢骚、说怪话，交谈时态度不好、抵触、有敌意或不信任；精神分裂症患者有命令性幻听。

处理：防冲动，密切观察，安置在重症监护室。遵医嘱使用抗精神病性药物降低激惹性：对症治疗。

Ⅲ级：主动的言语攻击行为，如有对象的辱骂，或被动的躯体攻击行为（如毁物），或在交往时出现社交粗暴（交谈时突然离去、躲避、推挡他人善意的躯体接触）；既往曾有过主动的躯体攻击行为。

处理：防冲动，安置在重症监护室。遵医嘱实施保护性约束，必要时陪护，使用抗精神病性药物降低激惹性。

Ⅳ级：有主动的躯体攻击行为，如踢、打、咬或使用物品打击他人。攻击行为在一天内至少出现两次或攻击行为造成了他人肉体上的伤害。

处理：防冲动，安置在重症监护室。及时报告医生，遵医嘱实施保护性约束，对症处理，必要时陪护，使用抗精神病药降低激惹性。

表5－1　攻击风险因素评估表

	时间/日期	等级/病情变化	评定者		时间/日期	等级/病情变化	评定者
1				11			
2				12			
3				13			
4				14			
5				15			

续表

	时间/日期	等级/病情变化	评定者		时间/日期	等级/病情变化	评定者
6				16			
7				17			
8				18			
9				19			
10				20			

注：攻击风险等级分为：Ⅰ、Ⅱ、Ⅲ、Ⅳ四级。

病情变化：指与上一次评估相比情况：a 加重；b 未变化；c 减轻；d 未评。

（二）修订版外显攻击行为量表（MOAS，表5－2）

修改版外显攻击行为量表

患者姓名： 性别： 日期：

指导语：从下列每类攻击行为中，选择一个最适合的评分，该评分能够描述特定观察周期内患者最严重的攻击行为。

（1）言语攻击：言语敌对，即用平时讲话或辱骂的方式，试图通过贬低某人的话或脏话来使人遭受心理伤害或者是体力袭击的威胁。

0 无言语攻击

1 愤怒地喊叫，适度的咒骂或人格侮辱

2 恶毒的咒骂，带有严重的侮辱性，可以有情绪的暴发

3 对他人或自己的带一时冲动性质的暴力威胁

4 对他人或自己反复的或蓄意的暴力威胁（如要抢钱或发生性关系）

（2）对财产的攻击：盲目地或不顾后果地毁坏病房的设备或他人的财物。

0 无对财产的攻击

1 愤怒地冲门、撕衣物、在地板上小便

2 摔东西、踢家具、毁损墙壁

3 击打房间内的东西，打碎玻璃

4 放火、不顾危险地扔东西（如将贵重或易碎品扔出窗外或砸碎）

（3）自身攻击：对自己躯体的伤害，如自残或自杀企图

0 无自身攻击

1 挖或抓皮肤、拔头发，击打自己（未造成损伤）

2 撞头、用拳击墙，自己跌倒于地上

3 使自身遭受轻度的切割伤、烫伤、烧伤或殴打行为

4 使自身遭受重伤或企图自杀

（4）体力攻击：故意的暴力行为致人疼痛、身体损伤或死亡。

0 无体力攻击

1 做出恐吓的姿态对人挥拳、抓住别人的衣服

2 拳击、踢、推、抓他人或抓住别人的头发（未造成损伤）

3 袭击他人，造成轻度损伤（水疱、扭伤、皮肤伤痕等）

4 袭击他人，造成严重损伤（骨折、牙齿脱落、深度刀伤、意识丧失等）

（5）总评

表 5－2　修订版外显攻击行为量表

量表	量表分	加权分
言语攻击		
对财产的攻击		
自身攻击		
体力攻击		
总加权分		

（三）攻击风险筛查量表（V－Risk－IO，表 5－3）

评分说明：下面的表格左侧列举的是影响患者伤人、自伤、自杀等攻击行为发生的 10 条危险因素（某些条目附有具体说明），请根据患者的情况选择“没有”“可能/中等”“有”“不知道”，并在相应方框中划“√”做标记。

没有：该患者不存在此种情况；

可能/中等：该患者存在此种情况，但不严重；

有：该患者存在此种情况，且严重；

不知道：信息不足，无法判断。

表 5-3　攻击风险筛查量表

条目	没有	可能/中等	有	不知道
1. 既往，现在的攻击行为 严重攻击是指试图对他人造成严重的身体伤害（包括性侵犯、使用各种武器）的攻击行为 有：该患者曾有过 3 次中等程度的攻击行为或 1 次严重的攻击行为 可能/中等：中等或轻微的攻击行为是指类似踢、打及推搡，但未对受害者造成严重影响的行为				
2. 既往，现在的威胁（语言/身体） 语言：大吼大叫或说一些威胁他人人身安全的话 身体：做出威胁他人人身安全的动作或姿势				
3. 既往，现在的物质滥用 患者既往有酗酒、药物和其他物质滥用（如安非他明、海洛因、大麻）或溶剂、胶体滥用史 有：是指患者有或曾有酒精、烟草等的过度滥用/依赖，并对其工作、学习、健康及休闲活动造成了负面影响				
4. 既往，现有的精神、神经疾病 患者是否患有或曾患有精神障碍（如精神分裂症、妄想性障碍、情感障碍）或癫痫、脑外伤				
5. 人格障碍 本条目是指行为古怪（精神分裂、妄想）、冲动和不能控制（情绪不稳定、反社会）				
6. 对疾病和/或行为缺乏认知 本条目是指患者对精神疾病认识的缺乏程度 包括对疾病的服药必要性的认识、对疾病和人格障碍、行为改变及其造成后果的认识				
7. 猜疑的表现 患者对他人表现出语言或非语言的怀疑，对周围环境表现出“警戒”状态				
8. 情感淡漠 患者情感冷漠，对周围人的想法和感情都不敏感				
9. 不切实际地制定计划 本条目评估患者对将来（住院期间或出院后）计划不切实际的程度 如患者期望从家庭、专业人员和社会系统中得到的帮助是否切合实际，对今后的打算是否切合实际 很重要的一点是评估患者是否能积极地去执行这些计划				
10. 将来的压力环境 本条目评估患者将来面临压力或处于压力环境的可能性及其应对压力的能力 如（住院期间或出院后）容忍度降低，接近可能的攻击对象、物质滥用、无家可归、处于充满暴力的环境中、容易获得武器或工具等				

（四）扩展版布罗塞特暴力风险评估量表（BVC－E，表5－4）

BVC－E具有较好的信、效度，灵敏度较原量表有所提高，且该量表易于被护理人员所接受。该量表每评估一次平均耗时2.27分钟，有90.5%的评估是在3分钟内完成，表明扩展后BVC－E仍耗时较短，易于在临床工作中得以推广，适合我国临床护理人员缺乏、护士工作量大的实际情况。

表5－4　扩展版布罗塞特暴力风险评估量表

姓名：	日期：	
	白班	夜班
混乱		
易激惹		
喧闹		
口头威胁		
躯体威胁		
毁物行为		
暴力攻击行为史		
非自愿住院		
总分		

评分方法：

请护士在接班后1小时对患者进行评估，对以上8种情况按是否存在赋予每个条目0～1分（无＝0；有＝1）。对于不熟悉的患者，按条目的出现与否评分。对于熟悉的患者出现的不引起暴力结果的习惯性行为，行为加重时评1分，行为无变化时评0分，最后把分数相加得总分。

条目内容解释：

混乱：出现明显的混乱或迷茫，如言行紊乱。

易激惹：容易被惹恼或被激怒，不能忍受别人的出现。

喧闹：行为具有明显的引人注意性或喧闹性，比如用力关门、交谈中大声喊叫等。

口头威胁：突然大声喊叫，不仅仅是提高声音说话，目的是威胁或恐吓他人，如口头攻击、辱骂、用咆哮的方式说出比较中立的意见等。

躯体威胁：目的是人身攻击，比如采用挑衅的站姿，夺取他人衣服，摆出用手打、用脚踹、用头撞人的姿势。

毁物行为：攻击对象为物体而非人，如不加考虑随便地乱扔东西，敲打或砸窗户，踢、敲打、用头撞某物，砸家具。

暴力攻击行为史：评估之前1个月内发生过针对他人或物品的体力攻击行为（包括毁物，但不包括语言攻击）。

非自愿住院：被强制、哄骗入院或被动服从。

三、攻击案例应用

【病例介绍】

患者男性，27岁，被诊断为偏执型精神分裂症。

主诉：疑心被害，被议论1年，加重1月入院。

现病史：患者于26岁时无明显诱因逐渐出现认为同事在偷偷议论自己，并排挤自己。患者1月前因认为同事向经理给自己“打小报告”，并给自己“扣大帽子”而将同事打伤，因而被迫离职。离职后家人带其到当地精神卫生专科医院就诊，诊断为精神分裂症。门诊用利培酮片口服治疗，患者认为自己无问题，被迫服药5天后觉得药物味道不对而拒绝服药；认为医院开的药物是“毒药”；认为妻子要害自己，常对妻子发火，并动手打妻子。近1周患者认为家人做的肉菜有奇怪的味道，经常因此和妻子发生口角，昨日掐妻子的脖子问妻子是不是要害自己。

既往史：无异常。个人史：同胞二人，行大。家族史：阴性。体格检查：无异常。

精神检查：患者意识清楚，定向力完整，患者否认自己有精神疾病，对周围人物警觉，与人交流时眼神飘忽，对护士反复问话常有抵触情绪。谈及自己的同事和妻子时表情愤怒，双眼圆瞪，咬牙切齿，并用手捶床或扭头就走，有时谩骂自己的妻子，认为自己妻子联合医护人员要害自己，经医护人员反复安抚后可逐渐平静。

【提出问题】

根据本案例，如何为该患者进行攻击风险评估？

【通过观察评估】

使用攻击风险因素评估表对患者进行评估。危险因素有：男性；精神分裂症；交谈时抵触、有敌意；有对象的辱骂（自己妻子）；社交粗暴（交谈时扭头就走）；被动攻击行为（捶床）。

因此评估该患者攻击危险因素为Ⅲ级。

【护理措施】

（1）安置患者于重症室，避免其他兴奋、躁动患者对患者造成影响。

（2）由责任护士每日对患者进行病情了解，对患者的病情变化及时向责任组长和主管医生联系，并做好交接班。

（3）由责任组长、责任护士定期定时共同对患者进行沟通及评估，确定患者攻击风险级别，并由护士长抽查评估结果。

（4）与患者交流时，遇到患者敏感内容，或引起患者烦躁、激动等情况时，应及时转移话题，避免过度刺激患者，诱发患者的攻击行为。

（5）患者有被害妄想，护士应每日评估患者思维内容，询问患者在病房内是否感到安全，患者和医务人员针对自己，在患者妄想内容泛化时及时做好医护交接班，尽快进行药物调整，并做好相应防范措施及心理准备。

（6）对患者的异常思维内容，不要随意进行评判，既不要肯定也不要随意否定，避免护患关系恶化。

（7）针对患者拒食情况，可采用让患者到餐厅进餐，从相同饮食中由患者随机挑选一份饮食等方法进行护理，以打消患者的顾虑。

（8）观察患者服药情况，保证药物治疗效果，避免患者发生藏药等行为。

（9）患者应在护士陪同下活动，避免患者单独活动，或到病房出口附近活动，避免出现外走行为。

（10）在患者住院初期，避免暂缓患者与家属联系或探视，以避免受到刺激而影响患者住院依从性。

（11）告知患者住院期间安全宣泄自己不良情绪的方法，如用手捶打软枕，向窗外大声呐喊等。

（12）对患者进行告知，告知患者出现攻击行为后的不良后果和医务人员将要采取的护理措施。

（13）对患者进行健康宣教，帮助患者正确识别自己的情绪变化，指导患者在情绪变化时应及时告知医护人员。

四、有攻击风险患者的护理措施

（一）一般护理

1. 为患者提供良好的休养环境 将患者安置于安静的病房中，减少环境中噪音和其他人员的干扰，尽量满足患者各种需求，并做出合理解释。

2. 合理安排病室 减少同一房间中兴奋、躁动患者的安排数量，避免相互影响、相互干扰，使负性能量相互叠加。

3. 病室内物品放置合理 减少或避免危险物品的放置，如床头桌、输液架、台式血压计、拖把等。

4. 与患者建立良好的护患关系 使用恰当的沟通技巧，与患者接触时用简单、简短的语句与其交流，语调降低，给患者合理的表达时间，对患者的表述不进行批评反驳，充分接纳患者的兴奋行为，合理引导患者宣泄情绪，适当、适时进行干预。

5. 安排患者工娱治疗活动 利用患者的优势资源，评估患者攻击风险、合作程度，活动时监控患者行为，避免与其他患者产生分歧。

6. 监控患者治疗、服药后的反应 观察患者药物疗效，注意观察患者运动系统的协调性，饮水吞咽功能的流畅性，保证患者日常生活安全。

（二）对攻击行为的预判

做好风险评估，对可能出现的攻击行为进行预判，识别患者攻击风险的先兆症状，提前防范，避免进一步伤害或伤害加重。

1. 攻击行为的高发环节和诱发因素

根据患者攻击行为出现的多发地点、环节梳理出高发环节。

（1）入院时：有些患者在入院时，由于自知力的丧失或不完整，常对被迫入院不接受；另外，由于环境突然改变等因素，易使患者产生恐惧感，这些都是在入院时患者出现攻击行为的诱发因素。

（2）入院初期：患者进入病房后，对住院环境的不熟悉、对自我患者身份的不认同也可诱发突然冲动。

（3）住院期：在患者接受各种检查治疗时，工作人员不合理的处理方式会使患者认为这是工作人员对其“正常”自我身份的否定，从而对治疗产生质疑，进而对工作人员的身份和治疗目的产生曲解，于是诱发冲动行为的出现；工作人员定期安排患者洗浴时，患者对洗浴目的的怀疑，洗浴环境的不接受，自我料理能力的改变也会引起患者情绪的改变，加之如果工作人员沟通技巧使用不得当等都会进一步激惹患者出现攻击行为；某些意识障碍患者会在躁动不安时出现突然冲动行为；人格障碍患者的要求及行为表现未引起工作人员足够注意时，患者可能会出现突然的兴奋、冲动；抑郁症患者因情绪低落，会突发冲动、激越行为等。

知识链接

激越发展为攻击暴力行为的预警信号

激越（agitation）是精神科常见的一种急性综合征。在ICD－10精神病学词汇中，激越被描述为：明显的坐立不安和过多的肢体活动，并伴有焦虑。在临床实践中，激越表现为一系列思维活动、情绪和行为从低到高不同程度的兴奋过程，且无法平静，严重时可表现为兴奋冲动、威胁、攻击、自伤等行为，而且激越常常导致住院时间延长，增加医疗成本。因此，尽早识别激越，预防激越程度发展严重，有效缓解激越相关的临床症状，防止严重激越时出现危险行为，对患者个人、病房管理及社会稳定均具有重要意义。

激越的发生往往没有具体的预警信号，激越的发展通常呈渐进性，一般兴奋激越人群如不能及时识别并进行适当干预，有可能进一步发展为潜在攻击行为人群。以下预警信号有助于临床医生及早识别潜在的攻击暴力行为，并开展针对性的干预措施，防止事件进一步升级，包括：表情紧张或愤怒；躁动不安（如踱步）较前显著，或时间延长；总体唤起水平升高，如呼吸及心率加快、肌肉抽动、瞳孔扩大等；言语音量升高；活动反复无常；与他人目光接触时间延长；对环境表现出明显不满，拒绝沟通；思维进程欠清晰，注意力不集中；妄想或幻觉流露出暴力内容；言语或手势威胁；阻挡逃生通道；再现此前发生紊乱或暴力行为之前的行为。

2. 患者攻击行为先兆

行为是患者内心感受的外在表达，精神患者的攻击行为大多是在患者自认为受到伤害后出现的防御性行为。善于识别患者表面行为背后的行为目的和动机，是避免攻击行为出现的重要保障环节。攻击风险识别得越及时，越准确，采取措施越合理，患者攻击行为造成的后果越小。

攻击行为的先兆主要表现为：接触过程中态度的突然转变，表情紧张度进一步增高，双眼凝视攻击对象，语调、音量较平时增高，出现威胁性、挑衅性或辱骂性言语，提出的不合理要求增多且坚决固执，四肢肌肉紧张（尤其以上肢最为明显），动作增多，频率增快，攻击其他物品或物体，如摔门，用手砸墙，踢踹周边物体等冲动预警行为。

（三）攻击行为护理措施

1. 预防攻击行为发生的护理措施

攻击行为的防范和护理，重在预防攻击行为的发生，对有多次攻击行为史或现在具有某些攻击行为征兆的患者，应采取预防措施减少攻击行为的发生。

（1）减少诱发因素：及时评估环境，去除噪音、强光刺激，减少环境的刺激作用；应满足患者的合理要求，如吸烟、打电话、探视；提前或推迟一些可能造成患者不安的治疗或护理项目，如留取检验标本、物理治疗等。

（2）去除环境中的安全隐患：定期检查随时去除各种安全隐患，如刀、棍、锐器、绳索、玻璃、火柴、打火机等。

（3）提高患者的自控能力，鼓励患者以语言等适当方式表达和宣泄情绪，告知患者求助方法等。

（4）加强对精神症状的控制，对于患者的攻击行为倾向应及时评估与医生沟通，做出及时有效的干预。临床实践表明长期有效的抗精神病药物治疗，可控制和减少由于精神障碍引起的攻击行为。

2. 发生攻击行为时的处理

发生攻击行为时紧急处理方法有多种，在确保安全的情况下一般多采用言语安抚、身体约束和应用药物、物理治疗等方法，并视患者具体情况而定。

（1）保证安全：处理攻击行为应遵循的原则是安全第一，将危害降到最低限度。首先应考虑人员安全，医护人员在接近有攻击行为的患者时充分做好评估，保持一个手臂的距离，并且预留可以快速撤离的通道。医护人员需确定自身没有被患者当作武器的物品，取下首饰、笔及其他尖锐物品等，站在患者一侧，不要与患者面对面站立。医护人员需保证其他患者的安全，应尽快疏散围观的其他患者，转移被攻击对象。移开现场可能被患者作为武器的物品，在确保不激惹患者的情况下，清理患者手中、身上可能的危险物品。

（2）保证现场有足够的人力：保证人力控制患者的攻击行为，必要时请求支援，在人力优势的情况下促使患者安静，尽可能不采取强制手段。应按照危机处理预案，选派患者相信的或有经验的医护人员参与，以减少或避免医护人员受到患者的伤害。

（3）语言安抚：由患者最信任的人员通过对话劝说患者停止攻击行为。由于精神病患者发生攻击行为的原因及诱因各异，言语安抚效果有限，通过劝慰患者，尽量满足患者提出的合理要求，一方面可降低患者的激惹性，稳定患者情绪，另一方面可赢得充足时间，以寻求专业人员的帮助。医护人员可用直接、简单、清楚的语言提醒患者攻击行为的后果。由患者信任的亲属、医护人员出面劝说有一定的效果。

（4）身体约束：如言语劝说无效，可采用适当的形式隔离或约束患者。身体约束常用方法是以约束带将四肢限制于床上。其目的是通过具体的身体约束来保护患者，避免更大的伤害，并希望患者在保护期间能尽快恢复自我内在的控制。在执行身体保护时，应由工作人员帮助患者仰卧在床上给予保护。约束后以缓和的口气告知患者执行约束的目的、时间，同时做好保护性约束后的护理，严密观察，定时松解约束带，做好心理疏导。在应用保护措施过程中要注意知情同意及可能涉及的相关法律条款，严格执行《中华人民共和国精神卫生法》中关于保护性约束的案例。

（5）药物治疗：有效的药物治疗也可用来代替约束或隔离患者或与约束隔离同用，适用药物有氟哌啶醇、地西泮（安定）。一般采用肌内注射给药，以氟哌啶醇最为常用。用药后应注意观察患者的生命体征、症状改善情况及用药反应等。

3. 攻击行为发生后的护理措施

攻击行为被控制后，应帮助患者建立新的行为方式，宣教如何应对挫折，如何控制自己的情绪、如何做出自己的决定、如何正确评估自己的行为等，使患者重建起正常的行为模式，同时做好详细记录。

（张雅珍　蔡　壮　聂明海）

第六章　住院患者依从性的评估

精神障碍是一种具有明显复发倾向、疾病负担较重的慢性迁延性疾病，必须进行系统规范的治疗；即使是病情痊愈后，为预防疾病复发，也需要进行一段时间的维持治疗。但患者群中，由于自知力的缺乏，以及病程的迁延反复，依从性不良为普遍现象，且随着出院时间的推移，依从性逐渐下降。患者治疗的依从性不良（如自行突然停药或者换药）的后果是多方面的，包括有外走的风险、治疗失败、病情控制不佳或病情加重，住院治疗的概率增加，患者可能因此失去工作机会、福利待遇，生活质量下降；出现严重的不良反应（心脏、肝脏的损害，恶性综合征，五羟色胺综合征等），使病程延长，这无疑严重影响了精神障碍患者的生活质量与身体健康，同时也造成了医疗费用增加，患者及国家的医疗负担加重，医疗资源浪费，对患者、家庭和社会都造成了严重的后果。

一、住院依从性的概念

住院依从性是指患者住院期间对医疗、护理行为遵从的程度。良好的住院依从性是保证治疗安全、有效的重要前提。患者的依从性受多个因素的影响，中国对患者治疗依从性的研究起步较晚，且系统研究较少、进展较慢，报道也相对较少。患者治疗依从性高低不是一个由症状驱动的简单问题，其中既涉及到患者的心理状态和治疗行为，还与医患关系有关。

二、住院患者依从性的评估工具

（一）住院依从性的生理因素

影响精神障碍患者住院依从性的因素很多，且常相互重叠和相互影响，一般分为：与患者相关的因素、与环境相关的因素、与医务人员相关的因素、与治疗相关的因素和与家属相关的因素五类。

1. 与患者相关的因素

（1）人口学特征：青年人，尤其是男性青年依从性差，其原因可能与年轻人不顺从特点有关；老年人可能会因记忆减退或身体上共病需要服多种药物而妨碍了依从性；妇女特别是年轻女性比男性有较好的治疗依从性。文化层次和依从性的关系尚未明确，一般而言，患者的文化层次越低，对疾病认识、治疗方案的理解就越有限，从而缺少疾病治愈的信念，不清楚该用什么药、怎样用药、什么时间用药和服药需注意的事项。

（2）疾病本身的影响：精神障碍患者住院的依从性会受病情、病程、自知力等的影响，患者对精神症状常缺乏认识，否认患病，自知力越差，依从性也越差。

（3）态度和信念因素：患者对自身健康的一贯态度，对病因和疾病严重程度的思考及“疾病羞耻感”等都影响治疗的依从性。重视个体健康、对精神疾病认识程度高则依从性好，对精神疾病存在“病耻感”的患者会极力回避一切与疾病相关的事情，住院依从性差。

（4）经济状况因素：社会经济状况差、社会阶层低影响患者依从性。经济状况好依从性相对较好，可能与其基本生活得到满足后对自身的健康更加重视有关。

2. 与环境相关的因素　支持和帮助对精神障碍患者治疗的依从性有重要影响。有研究表明：社会、家庭支持良好的患者治疗依从性高，反之则依从性差。另外，媒体对患者治疗态度也有重要的影响，对抗精神病药物安全性问题的夸大，对保健品作用的夸大宣传，也会降低患者住院的依从性。

3. 与医务人员相关的因素　医务人员与患者形成的治疗关系是治疗依从性的关键，良好的医患关系可以增强患者的信心，患者对医患关系、医疗服务的满意度可以促进患者的自知力恢复，提高治疗的依从性；良好的社区医疗服务也提高治疗的依从性。

4. 与治疗相关的因素　药物的副作用影响患者的依从性，因为抗精神病药物常在药效出现之前患者就感受到药物的不良反应（如锥体外系反应、体位性低血压、过度镇静等），极易造成患者对药物治疗的不依从。治疗方案复杂与不依从密切相关，采用多种药物治疗，患者往往不能准确地遵守服药方法，药物制剂本身也会影响患者的依从性，带有不良气味及颜色的制剂容易引起不依从，液体剂型、长效剂型及新型口腔崩解剂型有较高的依从性。

（二）住院依从性的评估

收集患者的病历，通过与患者直接交流的方式，从以下六个方面评估患者住院的依从性。

1. 等级法 分为“好”（75%～100%按医嘱服药）、“中等”（25%～75%按医嘱服药）、“差”（0%～25%按医嘱服药）和“过度依从”（患者因相信加大剂量可以增加疗效，而超出医嘱剂量服药）。它是最简单直观的评价方法，但客观性差。

2. 自知力 自知力是精神科一个重要概念，反映了精神障碍患者对自身精神状态的知觉水平。一般认为自知力水平与依从性程度相平行，自知力完全存在表明治疗依从性好，自知力缺乏说明治疗依从性差。此类方法为间接评价，且自知力的判断需要细致的临床观察，所以它仅可作为判断患者治疗依从性的参考依据。

3. 药物用量计算法 包括计算患者应服的药量和实际服药量，把患者服用的药片或药液置于专用药瓶中，根据处方、日用量及用药周期来推算，比较瓶中实际剩余的药片数或体积。这种方法最好单盲，如果患者知道要评价其依从性，他们可能会用其他方法处理药物，造成依从性好的假象。这种方法所得结论准确，可定量，但操作程序繁琐，有时出现依从性>100%的情况（患者多服药）。

4. 药物浓度监测 血药浓度有助于监测患者的依从性，尤其对半衰期长的药物特别有用。患者的药物代谢虽然有一定的个体差异，但药物剂量与药物的浓度在大多数人中存在恒定的平行关系。有研究表明，同一剂量下完全依从组的血药浓度显著高于部分依从组，同样高于不依从组，而部分依从组的血药浓度显著高于不依从组。药物浓度监测可以客观地反映患者服药治疗的依从性的好坏。现代分析技术还可以对尿、唾液等体液中的药物成分进行定性和定量分析，但是这种方法需要一定的条件，费用昂贵、分析繁琐，需要患者的配合，所以不易进行，并且其结果也不能反映全部用药情况，要考虑服药的个体差异。

5. 药物疗效评价 用治疗目标可以客观衡量，治疗后达到目标即依从，达不到目标即依从性不良。但要注意未达到预期目标是真正不依从还是并发症所致，还要注意有无明显的药物不良反应，如果不存在这些不良反应即提示依从性不良。

6. 依从性量表 使用量表可以直观反映调查时段患者的基本情况，包括心理状况、对治疗的认知态度、自知力等，并可将其数量化和进行比较。

（三）住院依从性的心理因素

1. 掌握住院精神障碍患者的心理需求，能为患者创造一个良好的疾病康复环境，将会增强患者战胜疾病的信心，有利于患者的病情恢复。由于长期生活在封闭、单调、半军事化的住院环境中，缺乏亲人和社会的关爱，患者的精神衰退症状日趋明显，生活质量严重下降。以往对精神障碍患者多采取封闭式管理，既不够人性化，效果也不一定好。目前在不少大型专科医院，除特殊患者（如老年痴呆症患者等）外，开放式病房已成为主流管理方式。与此同时，患者的安全管理也面临着新的课题，我们希望通过强化医院管理、规范医疗诊治方案、加强与患者及家属的沟通等手段加以解决。临床实践中，其实很多的患者都需要进行精神上的护理治疗和心理干预。只是多数患者没有转入精神科进行专科治疗，只是在其他科室进行了处理而已。

2. 有文献报道，所有的人都有可能出现精神障碍。而临床收治的精神科患者以精神分裂症、情感性精神障碍等最为常见。关于这方面的研究，国内外学者认识是基本趋同的。在精神科患者住院期间的护理，要结合患者的心理情绪变化进行，这是很重要的。因此在护理期间，要根据患者心理、情绪变化进行适当调整。

3. 住院期间大部分患者都会经历否认反抗期、动摇缓解期、忧郁好转期和自我设计期，有些患者可能只会经历其中一期或几期，下面从不同时期患者的心理因素进行概括介绍。

（1）否认反抗期：大多数精神科收治的患者不能正确认识自己的身体情况，认为自己很健康，没有精神疾病，故在态度上有否认和反抗情况。对周围的事物，只要有与疾病治疗有关的都持否定态度，并有可能出现反抗的手段。在此期间，在患者的护理上要做到以下几点：①要熟悉患者的病情和社会关系，尽可能从侧面了解患者的更多情况等，除非因治疗需要，不能涉及患者隐私，以此为后面的心理护理打下基础；②尽可能创造良好的氛围，以降低外部环境的改变带来的不利干扰，使患者自身感到有一定的安全感。

（2）动摇缓解期：患者经过了系统治疗，加上身体上所反应的病症症状有所好转，在心理上有所动摇，表现为对自己的疾病有了一定的认识，心理上处于波动，对自己以前的认识有所怀疑，首先对医护人员产生好感，此期间为心理护理的最佳时间，也是后续护理能否成功的关键。在此期间，对患者的护理要注意以下几点：①尽可能扩大患者的接触和活动空间，通过鼓励患者间交流，加强患者间的关系，增加就医环境的安全感；②加强患者对医护人员的感情交流，特别是在护理中，护理人员要有意识地创造更好的条件，促进双方的交流和互动，取得患者的进一步信任；③一定要避免恶性刺激。

来自患者内部和外部的刺激都要尽量减少出现，保证患者在稳定中度过这一时间，否则容易引起病情恶化，或者彻底让患者失去对疾病的信心。

（3）忧郁好转期：患者开始重新理智地分析和评价自己的疾病，心理活动较单调，情绪低落，心理压抑。此期护理要点：①让患者明确自己的身份。此期间，一定要明确给患者指出其患者身份，当前的职责就是配合医院的治疗，这也是护理人员角色转变的一个过程；②力求患者心理上的适应。虽然经过治疗和护理，但此时患者的调节能力还较弱，不能很好地适应各种变化，包括内部和外部的利害关系分析等，可能会导致患者产生情绪上的痛苦趋势；③帮助患者建立和恢复各种人际关系。包括患者家属、单位、同事、朋友、同学等入院前的各种关系，提供更多的交流机会和条件，促进人际关系的发展。与此同时，还应该让患者在医院通过参加一定的活动，建立一定的病友、医患等短期的人际网络。

（4）自我设计期：患者的精神症状已基本消失，药量减到维持量，处于观察巩固阶段。但内心斗争却非常激烈，常陷入一种自我设计的矛盾心境里。在这个阶段，护理工作要注意以下几点：①引导患者正确完成自我设计。当患者提出问题同护理人员商量时要正面处理，护理人员不能回避，也不要回避；②引导患者正确看待困难。如有的患者有良好的主观愿望，但其愿望基本不可能完成，这种情况下，就要及时采取疏导措施或者报告主治医师或者患者家人，共同帮助患者完成。

（四）住院依从性的心理评估

（1）我们在向患者做健康教育，谈及药物的不良反应时，不要按说明书生搬硬套，否则会增加患者对药物的恐惧感和治疗不依从性，况且传统的抗精神病药物不良反应较大，患者本来就不易接受，因此在告知药物不良反应的同时也要告知患者如何自我观察，又如何预防，一旦出现，应如何应付，使患者做到心中有谱，万一出现也能应对，从而消除患者的顾虑，减轻其心理压力，增强其住院的依从性。

（2）患者对自身治疗方案不甚了解，因此加强对康复期患者心理干预非常重要，由于患者缺乏对疾病知识的了解，不知道维持用药的重要性，也不知道怎样促进康复和如何预防复发等，导致医疗意向不明确，从而影响患者住院的依从性，最终影响患者的住院治疗效果。为此，在患者精神症状得到基本控制后，应及早进行心理干预，以提高患者住院的依从性。

（3）引起患者住院依从性变差的另两个主要因素是患者的经济困难和否认有病；有无家庭的经济与心理支持，对患者疾病的恢复是非常重要的。因此，要给家属一些家庭监护知识的指导，使家属能协助医务人员给予患者心理上的支持、鼓励、疏导和病情方面的监护，从而提高患者住院的依从性。

（五）评估量表的应用

1. 服药态度记录表 可以张贴于客厅或卧室醒目的地方，方便书写与提示，见表6－1。

表6－1 患者服药态度记录表

姓名： 使用时间： 年 月

日期	早药	午药	晚药	日期	早药	午药	晚药

记录说明：主动服药（√） 漏服药（×） 需提醒（△） 取错药（○）

2. 药物副作用调查表 用于调查患者药物副作用的发生情况及严重程度及应对方法，见表6－2。通过评估患者服药的副作用，可以指导患者的治疗。

表6－2 药物副作用调查表

药物副作用	较轻的	严重的	如何应对
对阳光敏感			
偶尔胃部不适			
口干			
便秘			
偶尔头晕			
疲劳			
皮肤干燥			

续表

药物副作用	较轻的	严重的	如何应对
轻度坐立不安，肌肉僵硬			
体重增加			
吞咽困难			
视物模糊			
身体震颤或痉挛；肌肉僵硬			
皮疹、色素沉着			
性功能异常、月经失调			
排尿困难			
体位性低血压			
药源性癫痫大发作			

说明：请在出现相应症状的地方划“√”

3. 自知力及治疗态度问卷 见表6－3。

表6－3 自知力及治疗态度问卷

自知力及治疗态度问卷（ITAQ）

说明：自知力及治疗态度是评价重性精神疾病治疗效果和判断疾病恢复程度的重要指征，《自知力及治疗态度问卷》是麦克沃伊（McEvoy）等于1989年所研制，对自知力的定义是“认识到自己有病并要求治疗”，主要用来评定精神障碍患者对疾病的认识及服药的态度。评分标准：0－没有认识；1－部分认识；2－全部认识。

姓名： 性别： 年龄： 文化程度： 住院号：

问题	评定结果		
1. 你刚入院时，有没有与多数人有不同的精神问题（神经紧张、担忧）	0	1	2
2. 那时你有没有必要到这个医院来	0	1	2
3. 你现在有什么精神问题（神经紧张、担忧）吗	0	1	2
4. 你现在有必要住到这个医院里来吗	0	1	2
5. 在你出院之后，还有可能发生精神问题（神经紧张、担忧）吗	0	1	2
6. 在你出院之后，需要一位精神科医生（或精神卫生中心）随访吗	0	1	2
7. 在你入院之前，需要用药物来治疗精神问题（神经紧张、担忧）吗	0	1	2
8. 现在你需要用药物来治疗精神问题（神经紧张、担忧）吗	0	1	2
9. 在你出院之后，你需要用药物来治疗精神问题（神经紧张、担忧）吗	0	1	2
10. 你愿意服这些药吗	0	1	2
11. 这些药物对你有好处吗	0	1	2

分值范围：0～22分。

ITAQ由11个条目组成，对内容相关条目归类为4项因子，4项因子主要内容：F1对疾病的认知（第1，3条目）；F2对住院的认识（第2，4条目）；F3对服药治疗的认知（第5，6条目）；F4对疾病复发及求助方式的认识（第7～11条目）。评分分为3级，总分范围11～22分，4项因子的满分分别为4分、4分、4分、10分，分值越高，自知力及治疗态度越完整。

4. Morisky用药依从性问卷（MMAS）

（1）您是否有时忘记服药？

（2）在过去的2周内，您是否有一天或几天忘记服药？

（3）治疗期间，当您觉得症状加重或出现其他症状时，是否未告知医生而自行减少药量或停止服药？

（4）当您外出旅行或长时间离家时，您是否有时忘记随身携带药物？

（5）昨天您服药了吗？

（6）当您觉得自己的症状已经得到控制时，您是否停止过服药？

（7）您是否觉得要坚持治疗计划有困难？

（8）您觉得要记住按时按量服药很难吗？

第1～7题的备选答案为“是”、“否”，答“是”记0分，“否”记1分，其中5题反向计分；第8题备选答案为“从不”“偶尔"“有时”“经常”“所有时间”，分别记1分、0.75分、0.50分、0.25分和0分。

量表满分为8分，得分<6分为依从性差，得分6～8分为依从性中等，得分8分为依从性好。

知识链接

依从性测量问卷或量表是借助于心理测量学原理来测量患者的遵医行为。在构建量表时，由于研究者对“依从性”的操作性定义的不同，导致目前用于测量患者依从性的问卷或量表较多，且条目内容也不尽相同。归纳起来，主要从以下几方面构建依从性测量量表：①基于健康信念模式。研究者认为，患者的健康信念与其依从性呈正相关关系，因而从健康信念模式所包含的5个部分来构建量表，即治疗获益（如症状的减轻，住院次数的减少）、疾病的危害、对治疗所付出的代价（如不良反应等）、治疗的障碍（如缺乏社会、家庭的支持）及行动的线索（cues to set）。如Dolder等设计的用于测量精神障碍患者服用安定药物的简短依从性评定量表，Bennett等用于测量心力衰竭患者服药和膳食依从性量表。②基于对患者依从性内涵的诠释。研究者认为患者并不是被动地“依从”医务工作者的建议而是参与其治疗决策的制定，与医务工作者达成疾病治疗方案与治疗目标的共识，并在此基础上主动地遵循医嘱。因此从患者的责任、对治疗的态度、明确治疗目标及按约随访、生活方式改变及服药情况等六大方面构建量表。如 Lahdenpera 等的测量高血压患者依从性量表。③从导致不依从的原因构建量表。研究者认为，患者的不依从主要有两大类，一类是无意的不依从（主要是忘记），另一类是有意的不依从（如疾病症状的改善或恶化、担忧药物的不良反应、经济等原因），如 Horen 的药物依从性报告量表。④从研究者测量依从性的目的构建量表。可分为两类，一类是测量患者对治疗的依从性，它不仅包括患者用药依从性的测量，还包括测量其他的与健康相关的非药物治疗遵医情况（如不良生活习惯的改变、饮食控制、锻炼、定期监测血糖、血压等）。这类量表多为针对某特定疾病治疗特点而制定的，因而专用性较强。如 Evangelista 等的“the HF compliance questionnaire”，针对心力衰竭（heart failure，HF）患者的治疗特点，从体育锻炼、戒烟、戒酒、饮食控制、按约就诊、服药 6 个方面来综合评价依从性。Civita 等测量青少年先天性关节炎的“the parent adherence report questionnaire”，从锻炼、服药及矫形夹板的使用三方面测量患儿完成医嘱的能力及其看护者（caregiver）对治疗的态度。Chan 等“compliance behavior-questionnaire”从饮食、药物、血糖监测、足护理、应对低血糖、锻炼 6 个方面衡量 2 型糖尿病患者的依从性。Kim 等的“Hill - bone compliance to high blood pressure therapy scale”从降低钠摄入、履约率、服药三方面测量高血压患者的依从性。另一类仅局限于患者服药依从性的测量。这类量表的条目组成与某特定的疾病或药物的关联性不大，因而也可视为一种普适性的用药依从性测量量表。如美国医学结局研究组（medical outcome study）采用的通用依从性量表（general adherence scale，GAS），Morisky 等提出的用于测量高血压患者服药依从性的问卷。

三、住院依从性的案例应用

【病例介绍】

住院依从性的案例应用

马某，男，39 岁，籍贯北京，离婚，汉族，本科，无业人员，无宗教信仰。主因“凭空闻声、语乱、行为怪异、生活懒散13年，加重2月”于2018-6-8入院。入院情况：意识清晰，定向力完整，接触可，年貌相符，检查合作，未引出感知觉障碍，言谈切题，语速、语调、语量均适中，未引出思维形式障碍，思维内容不暴露，否认存在妄想等内容，对既往被害妄想不能批判。注意力能集中，记忆力及智能粗测正常。对疾病无自知力，不承认自己患有精神疾病，认为是被母亲陷害送入院。住院期间曾多次闯门（尾随工作人员身后出病区，及时发现并制止；配餐饭车进病区时，打开病区大门，闯门外逃。）；要求出院，回家找自己母亲。情绪欠稳定，情感反应平淡，不协调。个人卫生好，意志活动减退，不愿活动，多卧床，高级意向缺乏，无工作要求。查体：体温：36.5℃；脉搏：96次/分；血压：130/80mmHg；呼吸：20次/分；心肺腹及神经检查未见阳性体征。入院诊断：未分化型精神障碍 药物治疗：帕利哌酮缓释片12mg/日，氨磺必利片0.4g/日，佐匹克隆7.5mg/晚，艾司唑仑2mg/晚。

【工具评估】

资料收集：通过对患者病例资料的收集，进行全面的评估。

1. 生理因素评估

（1）与患者相关因素：人口学特征：青年男性；离婚；疾病本身的影响：无自知力，不承认自己患有精神疾病；态度与信念方面：发现患者平日对自身健康不关注，一般疾病不会选择去医院进行治疗；或进一步询问有无疾病病耻感的问题。

（2）环境因素：无明显提示。

（3）医务人员因素：无明显提示。

2. 心理因素评估

病房封闭式管理，无可随身携带的电子设备，与外界环境相对隔绝。

3. 行为观察 患者存在闯门、尾随工作人员的行为。

4. 言语观察 对住院环境存在不满情绪。

5. 工具评估 选用自知力及治疗态度问卷（ITAQ），包括4个维度，F1对疾病的认知（0分）；F2：对住院的认识（0分）；F3对服药治疗的认知（0分）；F4对疾病复发及求助方式的认识（0分）。分值最低，无自知力，住院依从性极差。在沟通时采用和蔼平等的态度，获得患者的信任感后，再对量表的内容进行询问。本量表内容比较简单，方便操作。

【存在问题】

通过全方位的评估，发现患者无自知力，住院依从性极差，有高度外走的风险。

【护理措施】

1. 做好患者的心理护理　有调查显示，精神病患者因对疾病缺乏自知力而不安心住院、拒绝治疗。对这类患者，护士要熟悉病情，运用治疗性沟通技巧，耐心深入地做好心理疏导，了解其不同阶段的心理反应，给予一定的心理安慰和必要的解释、说服、鼓励，启发和帮助患者以正确的态度认识疾病，调动患者对治疗的积极因素，解除思想顾虑，积极主动配合治疗。

2. 端正服务态度　以患者为中心，接纳与尊重患者。要以热情诚恳的态度、亲切温和的语言帮助患者解除精神上的痛苦，促使精神疾病症状减少或消除。对患者提出的合理要求要尽量设法满足，解决不了的给以耐心细致的解释。主动关心、照顾患者，使患者觉得医院温暖如家。对整天纠缠不清、哭闹不宁的患者，护士不能流露厌恶情绪，避免用简单生硬的语言刺激患者，必须耐心倾听，委婉劝慰，力求消除不安的想法。

3. 实施预见性护理　避免患者外走行为的发生是精神科护理工作中的一项重要内容。护理人员要加强巡视，密切观察病情变化，善于识别有潜在性走失行为患者的前驱表现，如坐卧不宁、经常在门口徘徊、四处窥视等，应提高警惕，采取有效的防范措施，将苗头消除在萌芽之中。做到随时在护理人员的看护下，并认真交班，重点护理。对存在妄想、幻听的患者应了解妄想、幻听的内容、性质和发生的频度，患者的行为是否受妄想或幻听的影响。组织患者集体外出活动时，要将患者列队依次而行，活动时工作人员安排在四周，并随时注意每个患者的动向。极不安心住院的患者需外出做辅助检查时，应由两名护士挽住患者的左、右胳膊，随时预防患者逃跑；如非必要检查可暂缓或申请相关职能科室床旁检查。

4. 加强交接班工作，强化重点时段的护理　上、下班之间要交清病区总人数，出入院患者数，新入院患者病情、姓名、外表，重点患者需要注意的事项，避免因换班时交接不清而产生漏洞。加强中午班、夜班的观察，每30分钟以内巡视一次，更不要让患者摸索到工作人员的工作规律，因此时值班护士少，患者已经熟睡，易给患者可乘之机。一旦发现患者外走，应立即报告护士长，积极组织力量寻找，并及时通知家属取得合作。患者追回后，给以精神安慰，严密观察，预防再次出现意外。

5. 加强安全管理，消除隐患 严格保管危险物品，要求定位上锁。护理人员每周要作全病房的安全检查，若发现门窗、门锁、玻璃等物有损坏时，要及时维修。加强病房钥匙的保管，发现丢失要及时寻找，若寻无下落，应更换新锁。进出病房随时关门上锁，并避免患者尾随而出和夺门而逃。如发现患者攀墙登高外越时，不要责备或追逐，可诱导患者从原路安全返回，以免发生摔伤。

6. 创造温馨舒适的休养环境，开展丰富多彩的娱乐活动 照顾好患者的衣、食、起、居，保持生活环境整洁、舒适、安全。鼓励患者参加工娱活动，如看电视、听音乐、唱歌、打扑克、下棋、做健身操等，以转移患者的病态注意力，稳定情绪。

7. 实行开放性管理 尽量每天组织户外散步、自由活动、欣赏美丽景色或参加力所能及的劳动，以丰富患者的住院生活，减少住院带来的约束感、孤独感和苦闷感。也可以经医生允许请假或出院回家，以减少思家之情，密切配合治疗。

8. 实施健康教育 健康教育宜贯穿于患者住院过程的始终。患者入院后，可采用讲解、书面示范、电视录像等形式向患者宣传有关精神病的病因、精神症状、治疗方法、各种药物的疗效、维持用药、预防复发、安全防范制度等精神卫生知识，加强患者的自我保健意识，以影响和改变不健康行为。教育患者学会自我控制，自我调节，树立战胜疾病的信心和毅力。同时要做好患者家属及患者所在单位的精神卫生知识宣教工作，通过书信或电话联系，经常来院探视患者，给以物质保障和精神支持，使患者保持积极的心理状态，增强治疗的依从性，促进病情早日康复。

【病例介绍】

药物依从性的案例应用

患者张某，女，25 岁，籍贯北京，未婚，汉族，初中，无业人员，无宗教信仰。主因“情绪不稳，疑心被害 7 年余，加重 2 天伴冲动伤人。”于 2018 -6 -13 入院。入院情况：意识清晰，定向力完整。接触可，言谈切题，语速、语量、语调正常。未引出幻觉。可引出被害妄想、被控制感和非血统妄想。称父母下毒来控制自己，自己心脏部位也被美国人安装了高科技的“膜”来影响自己，父母是别人安排来养活自己的，不是亲生父母。注意力集中，粗测记忆力和智力正常。无自知力。情绪平稳，情感反应欠协调。意志活动减退，生活懒散，对未来生活没有规划。查体：体温36.5℃，脉搏88次/分，血压120/70mmHg，呼吸20次/分，心肺腹及神经系统未见异常，化验结果未见异常。入院诊断：①偏执型精神障碍；②肝功能异常；③高脂血症。药物治疗：奥氮平10mg早、晚，艾司唑仑片2mg晚，水飞蓟宾葡甲胺片0.1g 3次/日。在住院期间，发现患者有藏药行为。护士在整理床单位时，发现有药片在床上、枕头下，检查口袋时，发现口袋里有奥氮平片。

【工具评估】

资料收集：通过对患者病历资料的收集，进行全面的评估。

1. 生理因素评估

（1）与患者相关因素：人口学特征：青年；初中文化，对疾病认识及治疗方案的认知有限；疾病本身的影响：无自知力，不承认自己患有精神疾病，对自身症状缺乏认知；态度与信念方面：不以为然，或进一步询问有无疾病病耻感的问题；经济状况，尚好。

（2）环境因素：家庭支持系统好。

（3）医务人员因素：医护人员给予充分的关心，患者在接受度方面仍存在抗拒，通过相处时间的增加，希望患者可以慢慢放下戒心。

（4）与治疗相关的因素：患者采用3种药物治疗，服药时间不固定，容易造成识记错误。药物的副作用影响患者依从性，因为抗精神病药物常在药效出现之前患者就感受到药物的不良反应（如体重增加、锥体外系反应、过度镇静等），极易造成患者对药物治疗的不依从。通过询问患者及家属发现，患者服用奥氮平约1年的时间，体重增加8公斤。在家时家属一直给患者把药物放于饭食中，暗服药物。

2. 心理因素评估 病房封闭式管理，无可随身携带的电子设备，与外界环境相对隔绝。

3. 行为观察 患者服药时动作闪烁，眼神飘忽，十分警觉。有时患者将药藏于口腔、舌下、两颊或吐入口杯内，有时患者服药时巧妙地将药滑入指缝、衣袖内或口袋里，然后丢掉。发现患者藏药后，每次发药都直接倒入患者口腔中，避免其用手接。

4. 言语观察 患者不暴露思维内容，不愿与工作人员过多交流。

5. 工具评估 依据患者的情况，选择使用药物副作用调查表。通过评估患者服药的副作用，可以指导患者的治疗及应对措施。通过询问患者有无这些身体上的变化，来了解患者是否存在药物副作用。比如：在询问患者是否对阳光敏感时，可转换为“出太阳时，自己的皮肤有无不舒服的地方?”；在询问患者是否存在胃部不适、口干时，可转换为“吃完药后嘴里有没有发干?腹部有没有不舒服?”等，选用患者能听懂的、可接受的话语来进行询问，如遇患者阻抗时要暂缓评估。通过对张某评估发现，主要是体重增加比较明显，女孩子又比较爱美，所以对奥氮平有藏药的行为。

【存在问题】

患者自身对疾病缺乏认识，无自知力，对药物副作用（体重增加）无法接受，有藏药的行为。

【护理措施】

患者一旦出现藏药行为，需认真分析其藏药的原因，针对其原因进行相应的护理措施。作为医务工作者在发药的过程中要做到以下几点。

1. 认真执行服药制度，确保治疗效果

（1）严格执行三查十对制度，以防发生差错。

（2）服药前准备好温度适宜的温开水、药杯。

（3）服药时间内护士提前维持好秩序，并按顺序发药，认真检查，做好拒服药患者的解释工作。

（4）服药后检查患者的口腔、舌下双颊，确保患者将药服下，防止留药发生意外。

（5）服药后注意观察用药的反应，发现不良反应，及时报告医生。

2. 教会患者认识疾病，树立信心 大多数患者及家属知识缺乏，认为患者出院后吃一段时间药就没事了。由于精神疾病的特殊性与复杂性，患者的治疗是长期的甚至是终生的，只有服药才能使患者保持良好的状态，对其生活影响并不是很大。所以要教会患者认识疾病，树立其战胜疾病的信心。对药物有良好的认识，识别副反应，一旦出现不良反应，及早应对和处理，及时寻求帮助和支持。

3. 对患者定期随访，门诊复查　患者出院后要求对患者电话随访和门诊复查提醒等，提高就医及服药依从性，了解患者出院后的状态，监测其长期的服药状态。

4. 健康宣教　健康教育宜贯穿于患者住院过程的始终。患者出现了高脂血症，与疾病本身导致患者生活懒散有关，教导患者清淡饮食，多做活动，多参加院内各项工娱及康复活动，加强患者的自我保健意识，以影响和改变不健康行为。

四、住院依从性差的患者的护理措施

1. 转换护理模式，建立良好的护患关系　按照护理程序建立以患者为中心的护理模式，同情、理解患者，尊重他们的人格及生活习惯，建立平等、和谐的治疗性护患关系，熟练掌握沟通技巧，调动患者的积极性使其主动参与治疗，并倾诉自己对治疗护理的感受，使护理人员从中了解不依从的原因从而进行有针对性的干预，这是解决依从性差的有效方法之一。

2. 提高护士素质，改善服务态度　医护人员的服务态度将直接影响患者的依从性，良好的态度、优质的服务会让患者有一种安全感、被尊重感。

3. 掌握观察与沟通技巧　精神障碍患者大多否认自己有病，并缺乏主诉，因此，护理人员应具备敏锐的观察力和良好的沟通技巧。认真细致地观察患者的病情变化及对治疗的依从性。发现患者有吐药、藏药及扔药等不依从行为时，护士要以得体的语言与患者交流，了解其不依从的原因。护士在与患者接触中，要善于针对不同的对象及环境选择不同的语言与患者进行沟通，有效的沟通能改善护患关系，取得患者合作，提高患者的依从性。

4. 健康教育　由于大多数患者缺乏自知力，往往被强制住院，拒绝治疗和护理，在这个过程中有很多问题需要用健康教育的形式来解决。向患者耐心介绍精神障碍发病机制及药物治疗常识，制订计划，加强健康教育，由责任护士分管患者落实到人，可通过专题讲座、小组讨论、发宣传材料、个别指导等综合性教育方法，反复强化患者循序渐进学习疾病相关知识，如药物治疗有效性及可能出现的不良反应、不遵医嘱和宣教的不良后果及药物减量、停药过程中的注意事项等，使患者理解良好的服药依从性的重要性和临床意义，防止因疗程过长、不良反应过强而放弃治疗。同时为患者制订近期住院治疗计划及远期康复方案，指导阅读用药手册，强调服药方法、时间、剂量及复诊时间，向家属交待药物管理，明确其监督提醒职责。讲解药物治疗的重要性，让患者切身体会治疗的优势，从而提高服药依从性。对药物的不良反应进行观察、处理，有些药物服用期间易伴有口干、增加体重及便秘等不良反应，若患者服药后出现异常情况，要及时联系医生，对不良反应进行处理。提高患者自我管理能力，促进其服药依从性。

5. 心理护理 精神病患者自知力往往较差，自知力的恢复对控制病情发展有着重要作用。了解患者的心理、社会、经济、家庭支持状况等，询问患者对住院的态度，对药物的认知程度，对治疗方案的满意度，对药物有无依赖、期望、恐惧心理，建立良好的护患关系，取得家属支持，使患者的心情愉快，增强战胜疾病的信心。帮助患者遵医嘱用药，提高服药依从性。医护人员应给予患者及其家属心理指导，摆脱固有错误认识，帮助树立疾病治疗的信心，促进其社会功能及自知力的恢复，及早回归社会。

6. 行为干预 实行药品管理，制订服药制度，对服药流程严格规范，住院期间由护理人员保管药品，督导患者用药，检查患者指缝、口腔、衣兜等易藏匿药物处，对习惯性藏药者可将药物研碎，帮助其服下。将患者的服药行为与日常生活习惯联系起来，如设置闹钟提醒服药时间。当患者服药依从性好时，及时给予肯定；依从性差时，当即予以指正。

7. 家属参与 精神病患者家属在患者的治疗与康复中起着至关重要的作用，必须使其发挥主观能动性，参与到患者的治疗中，能够提高患者治疗信心及康复速度。利用探视的机会或定期举行健康教育讲座。发放与疾病相关的宣传手册，宣传精神卫生知识。提高亲属对疾病的认识能力，让其关心并参与患者的治疗和护理，帮助患者提高应对能力。护士应向患者家属交待患者的治疗方案，尤其是出院后可能出现的状况及其解决方法；还应向家属讲解如何观察患者的病情，有利于预防患者的复发。护士向家属讲解时应和蔼热情，一视同仁，尊重、安慰家属，尽可能地争取家属的理解与配合，力争使患者的治疗与康复过程达到最佳状态。

（张卫东　宋　晓　潘桂平　刘　晓）

第七章　患者跌倒（坠床）风险的评估

跌倒（坠床）是患者最常见的问题之一。患者跌倒（坠床）会产生严重的不良后果，如软组织损伤、骨折、心理创伤及损伤后长期卧床导致的一系列并发症等。院内的跌倒（坠床）既增加了患者的痛苦、家庭的负担，也可能导致医患矛盾甚至纠纷的发生。患者跌倒与增龄、疾病、认知障碍和不良环境等多种风险因素有关；服用抗精神病药物所致的嗜睡、头晕、共济失调、体位性低血压等也是导致跌倒（坠床）的高危因素。根据跌倒（坠床）的风险因素进行针对性的风险评估，开展预防跌倒训练，有利于降低跌倒发生的概率及跌倒后损伤的严重程度。

一、跌倒的概念

跌倒是指突发、不自主的、非故意的体位改变，倒在地上或更低的平面上。它包含两层含义：从一个平面至另一个平面的跌落；同一平面的跌倒。严格来讲，当患者出现不自主、非故意的体位改变时，就意味着跌倒的发生。

二、跌倒风险的评估工具

（一）跌倒的常见风险因素

跌倒的风险因素有多种，包括内在风险因素和外在风险因素。明确跌倒的风险因素并对其进行评估有助于预防跌倒的发生。

1. 跌倒的内在风险因素　包括生物学因素、疾病因素、功能水平和行为因素。

生物学因素即个体特有的基本特征，如年龄、性别和种族。随着增龄、衰老，患者的生理功能会出现一系列的衰退。整体表现为身高下降、脊柱弯曲、视力减弱、听力下降、肌力降低、认知障碍、行动缓慢和反应迟钝等。而这些功能改变降低了患者的姿势控制能力，容易造成患者失衡跌倒。在性别方面，女性更容易发生跌倒；而男性的跌倒死亡率更高，另外男性抽烟和酗酒等不良行为也增加了跌倒后的死亡率。

疾病因素也是导致患者跌倒不可忽视的因素之一，如神经系统疾病、骨骼肌肉系统疾病、骨质疏松导致的跌倒较常见，且跌倒后多有骨折。心血管疾病患者由于心脏及血管功能障碍，脑部血流灌注减少，氧气供应不足，导致患者头晕和体力不支，进而引起跌倒。其他如泌尿系统疾病和视力相关疾病均有可能导致跌倒。

功能水平如认知功能、身体功能与情感功能会直接影响患者失衡跌倒。存在认知障碍的患者，其注意力资源的分配下降，无法对危险做出准确应对，同时将抽象思维化为具体行动的能力下降，影响正常的运动输出。身体功能如肌力、平衡功能和步态功能等异常也是患者跌倒的重要危险因素。心理功能障碍、器质性精神障碍等精神疾患也是不容忽视的跌倒风险因素，如沮丧、抑郁、焦虑及情绪不佳。沮丧可能会削弱患者的注意力，导致患者对环境危险因素的感知和反应能力下降。

行为因素是指增加跌倒风险的不恰当行为，是可以调整和改变的。常见的有患者的危险行为、服用药物、使用辅具和着不恰当的鞋子。

2. 跌倒的外在风险因素　包括环境因素和社会因素。

根据居住场所的不同，环境因素分为家庭环境因素、社区公共环境因素及医疗机构环境因素。环境因素与个体的体能状态相互影响。跌倒的发生并不是由单一因素造成的，而是由许多危险因素与环境因素交互作用造成的。在医疗环境中，常见的环境危险因素包括不均匀的台阶高度、台阶过窄、台阶表面过于光滑、昏暗的灯光、湿滑的地面与障碍物等。有时危险环境缺乏警示标识都有可能导致跌倒的发生。

人所处的社会环境及拥有的社会资源也是跌倒的重要影响因素之一。社会地位和社会资源越弱，收入及教育水平越低，跌倒风险越大。

表7－1中列出在医疗环境中常见的风险因素，有其中之一者即应进行跌倒风险评估，有针对性地进行预防跌倒训练。

表7－1　跌倒的常见风险因素

项目	内容
生理功能	视力障碍、眩晕、肢体功能障碍和自控体位能力下降等
既往史	有跌倒史；患有心脑血管病、帕金森病、骨关节病、精神疾病等
药物应用	使用镇静安眠药、降压药、降糖药、抗精神疾病药、利尿剂、泻药等
环境	地面不平、湿滑；灯光昏暗或刺眼等
老年人或照顾者的认知及行为	对跌倒认知不足或无认知；手杖、助步器、轮椅使用不当；着装过大过肥等

（二）跌倒风险评估常用量表（进行实验时要注意防止发生跌倒事件）

确认跌倒风险因素后，宜使用以下量表进行评估，并判断风险程度。

1. Morse 跌倒风险评估量表（表 7－2）

表 7－2 Morse 跌倒风险评估量表

项目	评分标准	得分
近三个月内跌倒史	否＝0	
	是＝25	
超过一个医疗诊断	否＝0	
	是＝15	
行走是否使用辅助用具	不需要/卧床休息/护士协助＝0	
	拐杖/手杖/助行器＝15	
	轮椅、平车＝30	
是否接受药物治疗	否＝0	
	是＝20	
步态/移动	正常/卧床不能移动＝0	
	双下肢虚弱乏力＝10	
	残疾或功能障碍＝20	
认知状态	自主行为能力＝0	
	无控制能力＝15	
总得分		

2. Morse 跌倒风险程度评价量表（表 7－3）

表 7－3 Morse 跌倒风险程度评价量表

危险程度	分值
高度危险	≥45
中度危险	25～45
低度危险	0～24

3. 住院患者预防跌倒护理评估表（表7-4）

表7-4 住院患者预防跌倒护理评估表

_______病区 _______床 姓名_______ 性别_______ 年龄_______ 入院时间 年 月 日

评估内容	评分		发生频率	曾发生日期及时间
	0分	1分		
1. 身体虚弱	否	是		
2. 三月内在家或住院有跌倒史	无	有		
3. 意识状态/判断力受损	清醒或昏迷	有意识障碍		
4. 行动能力/脚抬不高/拖着脚走	稳定自主或完全无法移动	无法稳定行走		
5. 体位性低血压	无	有		
6. 排尿或排便需他人协助	不需	需要		
7. 心脑血管疾病所致的头晕、昏厥、心律不齐	无	有		
8. 兴奋、躁动、焦虑不安、冲动行为	无	有		
9. 癫痫/有无癫痫发作史	无	有		
10. 听力、视力丧失/视物模糊	无	有		
11. 智力减退、反应差	无	有		
12. 不良姿势、骨质疏松、肌肉无力	无	有		
13. 年龄>65岁	无	有		
14. 使用降糖药物/低氧血症药物	无	有		
15. 服用易导致嗜睡、头晕、共济失调的药物	无	有		
总分		评估跌倒危险（高、中、低、无）		
评估时间		签名		

注：评分在8分以上为跌倒高危人群，需做好各项防护。

4. 坐位平衡试验

（1）静态坐位平衡试验：端坐椅上（双足踏地），或坐于床边，两手放大腿上。计算能维持端正坐位的时间。维持时间越短，说明患者发生跌倒（坠床）的风险越高。

完全不能　　0分

维持<20秒　　1分

20 秒～1 分 30 秒　　2 分

1 分 30 秒～3 分钟　　3 分

（2）对抗推力平衡试验：端坐椅上（双足踏地），或坐于床边，两手放大腿上。检查者从其身体右侧用轻力将其上身向左侧推，观察其上身能否做出平衡反应维持正坐位。然后再从其身体左侧用轻力将其上身向右侧推，观察其上身能否做出平衡反应维持正坐位。

全不能维持，顺势倒向一侧　　0 分

几乎要倾倒，经用双手支撑协助平衡　　1 分

用手扶助后较容易且迅速恢复平衡　　2 分

正常反应维持平衡（不需双手扶助）　　3 分

5. 串联站立测试　由经过统一培训的护士向患者演示 3 个困难度循序渐进的姿势（双脚合并、半串联站立、串联站立，图 7－1）并用秒表记录时间，当受试者脚部移动或抓住测试者来支撑即结束计时。评分标准为 0 分：平行站立 0～9s 或不能完成；1 分：平行站立 10s，半串联站立＜10s；2 分：半串联站立 10s，全串联站立 0～2s；3 分：半串联站立 10s，串联站立 3～9s；4 分：全串联站立 10s。

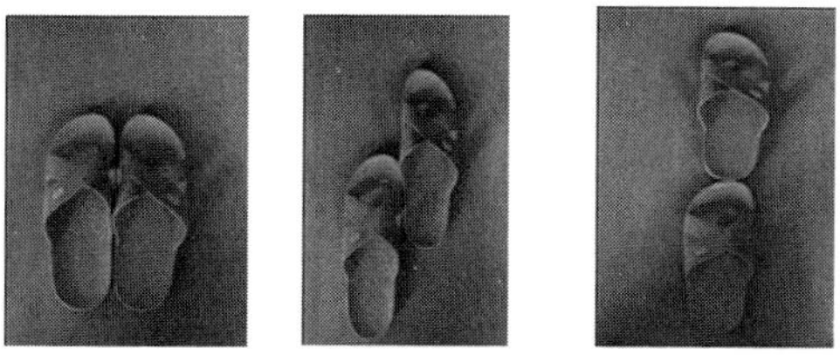

图 7－1　串联站立测试姿势

6. 5 次坐起实验

受试者尽可能快地连续起立坐下 5 次，起立站直后方可坐下并始终保持双臂在胸前交叉，避免借助手臂支撑完成起立，过程用秒表计时并记录时间。评分标准为 0 分：不能完成；1 分：≥16.7s；2 分：13.7～16.6s；3 分：11.2～13.7s；4 分：≤11.1s。

7. 起立行走试验

要求受试者坐在扶手椅上，起身行走 3 米后转身走回椅子再坐下，观察受试者起身是否需要扶椅子扶手，转身是否困难，行走时是否使用辅助器具（图 7－2）。在起立行走测试中耗时＜12 秒为可自由活动，耗时 12～20 秒为

大部分可独自活动，20－29 秒为活动不稳定，≥30 秒为活动障碍。

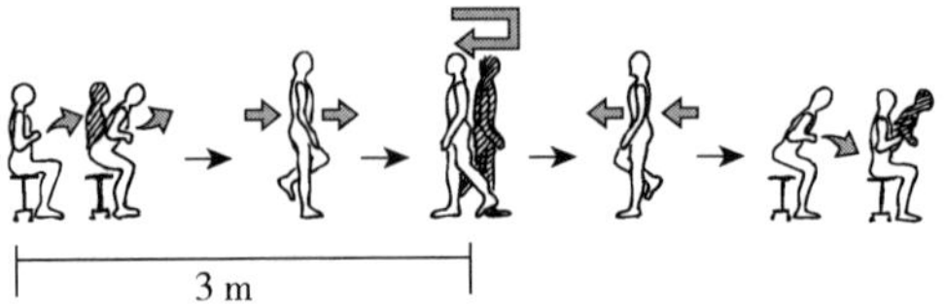

图 7－2　起立行走试验

8. 功能伸展测试

如图 7－3，以第三掌骨位置为测量起点，测量三次，取平均值，评估时留意患者跌倒。若平均值＜15 厘米，显示其均衡性较差，发生跌倒的危险性比较高。

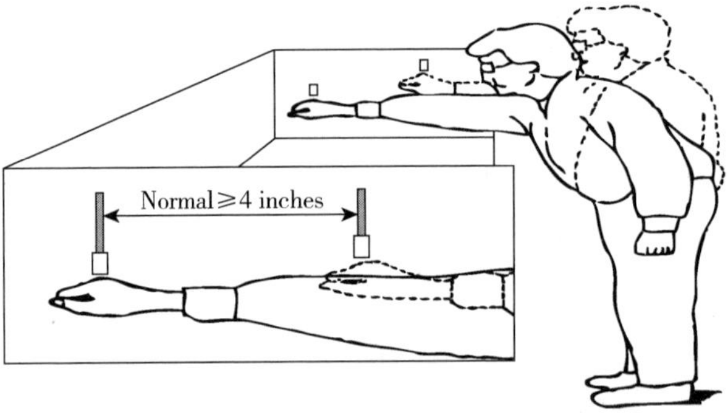

图 7－3　功能伸展测试

9. 8 英尺（2.44 米）步速测试

正常步伐行走 8 英尺，如受试者平时在户外需要使用拐杖或其他行走辅助工具，进行测试时也使用。受试者以最快步速行走 2.44m，共两次，记录两次时间中的最短时间，如果仅完成 1 次行走则记录该时间。评分标准为 0 分：不能完成；1 分：≥5.7s；2 分：4.1～5.6s；3 分：3.2～4.0s；4 分：≤3.1s。

10. 六分钟步行试验

国际上应用六分钟步行测试是对中重度疾病的全身功能状态的综合评价，重点是运动能力，包括心肺功能、骨骼肌肉功能、营养水平。六分钟步行测试与运动耗氧量高度相关。

六分钟步行试验方法：在平坦的地面划出一段长达 30.5 米（100 英尺）的直线距离，两端各置一椅作为标志。患者在期间往返运动，速度由自己决定，在旁的检测人员每2分钟报时一次，并记录患者可能发生的不适（气促、胸闷、胸痛）。如患者不能坚持可暂停试验或终止试验。6分钟结束后计算其步行距离。若6分钟步行距离 < 150m，表明为重度心功能不全；150～425m为中度心功能不全；426～550m为轻度心功能不全。

注意，六分钟步行测试绝对禁忌证：①不稳定型心绞痛；②急性心肌梗死。相对禁忌证：①静息状态心率大于120次/分；②血压高于180/100mmHg；③平时需要持续吸氧者。

三、跌倒案例应用

【病例介绍】

患者蒋某，女，81岁。主诉：记忆下降、疑心被窃、疑心丈夫外遇2年，1个月加重伴发脾气。患者于2018年5月14日上午由女儿（患者平时与老伴同住，女儿为非同住主要照顾者）陪伴入院，轮椅推入病房，更衣合作，有缺齿，入院测T 36.8℃，P 60次/分，R 20次/分，BP 120/70mmHg。入院后表现：患者意识清楚，定向力不完整，仅能说出自己的名字，不能正确说出自己现在在哪及家庭住址，接触尚好，患者自觉周围都挺熟悉的，就是不知道叫什么名字，日常生活能力下降，患者髋关节置换术后行走不稳，多借助轮椅及助步器活动，生活需人全面照顾，护理劝说下合作。入院初步诊断：痴呆状态。服用药物：盐酸美金刚片5mg早，富马酸喹硫平片12.5mg早、25mg晚，米氮平15mg晚。ADL：45分，有陪护，精神科监护。

既往史：患脑萎缩、陈旧性脑梗死、2型糖尿病、高血压，2011年行右侧股骨头置换术，否认食物药物过敏史。家族史：阴性。

【工具评估】

1. 患者跌倒风险因素

（1）生理功能：肢体功能障碍和自控体位能力下降。

（2）既往史：骨关节病、心脑血管病。

（3）药物应用：使用镇静安眠药、降压药、降糖药、抗精神疾病药。

（4）患者或照顾者的认知及行为：对跌倒认知不足或无认知。

2. 患者风险评估

推荐完成站立平衡试验、5次坐起试验、8英尺（2.44米）步速测试

（表7－5），跌倒量表评估。

表7－5 平衡测试结果

项目	评分	标准	得分
5次坐起	0	不能完成	1
尽可能快速地从椅子上起立5次，不使用手臂帮助	1	≥16.7s	
	2	13.7～16.6s	
	3	11.2～13.7s	
	4	≤11.1s	
串联站立平衡测试	0	平行站立0～9s或不能完成	1
双足不同姿势站立	1	平行站立10s	
全串联站立：足跟对另一足足尖		半串联站立<10s	
半串联站立：足跟与另一足踇指平行	2	半串联站立10s	
		全串联站立0～2s	
	3	半串联站立10s	
		全串联站立3～9s	
	4	全串联站立10s	
8英尺（2.44米）步速	0	不能完成	1
	1	≥5.7s	
正常步伐行走8英尺，如受试者平时在户外需要使用拐杖或其他行走辅助工具，进行测试时也使用	2	4.1～5.6s	
	3	3.2～4.0s	
	4	≤3.1s	

Morse跌倒风险评估量表评分60分为高度危险。

住院患者预防跌倒护理评估表评分10分为跌倒高危人群。

【提出问题】

通过全方位的评估，确定患者为跌倒高危人群。

【护理措施】

1. 将患者安置于护士易于观察的房间，加强巡视，及时给予帮助。

2. 入院指导明确，让患者熟悉床单位和病房的设置，知道如何得到援助。指导患者及陪伴者将床周围的用品整理好，保持走道畅通无障碍。

3. 床头卡上标有“防摔伤”标识。

4. 给患者提供有床档的病床，患者活动、如厕由专人搀扶。

5. 为患者提供合体的病号服，要求患者不穿拖鞋外出。

6. 指导护工及患者正确使用助步器、拐杖等辅助器具。

7. 协助患者改变体位时，做到醒后卧床 1 分钟再坐起、坐起 1 分钟再站立、站立 1 分钟再行走。

8. 观察患者用药后的反应

（1）患者服用降压药观察血压变化；

（2）患者服用降糖药观察有无低血糖反应；

（3）患者服用镇静、安眠药后应立即卧床休息；

（4）患者服用抗精神病药物应观察有无体位性低血压，更换体位时应按 5 执行。

9. 加强督导检查，及时发现患者存在的问题，有针对性地采取处理措施。

10. 护士根据患者特点尤其是老年人的认知、定向力方面存在问题，梳理患者陪护技巧，做好护工培训（护工的搀扶技巧，搀扶时注意重心、搀扶部位等相关知识）。

四、坠床

应根据表 7－6 的内容判断坠床的常见风险因素。

表 7－6 坠床的常见风险因素

项目	内容
生理功能	部分肢体活动功能障碍和自控体位能力下降等
既往史	有坠床史；患有心脑血管病、癫痫、帕金森病等
精神因素	存在谵妄、恐惧、躁动等症状
环境	床、平车未使用护栏，未采取固定措施
患者或照顾者的认知	对坠床认知不足或无认知

【病例介绍】

患者刘某，女，70 岁，籍贯北京，已婚，汉族，中专文化，退休人员。

主诉：癫痫 45 年，凭空闻声、言语内容凌乱 6 年余。入院表现：意识清晰，定向力完整，接触可，无自知力。情感反应欠协调。可引出言语性幻听，称肚脐眼几乎每天都跟自己讲话，听见有很多人在她耳边说话，命令她去做事，听见她母亲（已去世多年）和她说话，让她从床上往地下翻滚，被陪护及时制止，情感反应欠协调。日常生活需要护工协助。ADL：60 分，有陪护，Ⅰ级护理。

诊断：①癫痫性精神病；②癫痫；③锥体外系综合征；④老年骨质疏松。

服用药物：帕利哌酮缓释片 6mg/日、丙戊酸钠缓释片 1.5g/日。

既往史：锥体外系综合征；老年骨质疏松。

家族史：患者母亲有“癫痫”病史。

【工具评估】

患者坠床风险因素

（1）生理功能：锥体外系综合征。

（2）既往史：癫痫。

（3）精神因素：存在命令性幻听。

（4）其他：患者及陪护对坠床认知不足、无认知。

【提出问题】

通过对患者的评估，确定患者有坠床的高危风险。

【护理措施】

1. 床头卡上标有“防坠床”标识。

2. 评估患者存在的风险，将患者调至重症室，使用有床档的床，夜间巡视到位。

3. 严密观察病情变化，发现异常行为及时给予干预。需要限制活动范围时，要充分评估措施的安全性，必要时给予穿着保护衣。

4. 在晨会交班及病区会时，对全体护士进行患者安全管理的培训及管理，要求强调护士加强重点时段巡回。

5. 做好对患者应对方式、日常生活习惯的评估，将安全风险关口前移，提高护士安全防范意识和能力。

6. 医护加强交流沟通，针对患者的病情变化及时采取措施解决。

7. 对于存在坠床及跌倒风险的患者及家属进行相关知识的健康宣教。

五、防跌倒/坠床护理常规

1. 评估患者摔伤风险程度，进行动态评估

（1）指导患者熟悉病房环境，夜间使用暗灯。

（2）穿合适的鞋子和裤子。

（3）睡前排空小便，减少夜间如厕次数。

（4）告知患者如有头晕或行动不便及时寻求护士帮助。

（5）进餐、洗澡过程中，组织好患者秩序，以防摔伤。

2. 改善病房环境设施，保证患者安全

（1）保持病房光线充足，地面干净、整洁，无湿滑，无杂物。

（2）高危地区有防摔伤警示。

（3）走廊、浴室、厕所设有扶手。

3. 定期开展防摔伤宣教知识 对于存在摔伤风险患者家属进行告知。

六、患者移乘常见照护技能

（一）患者移乘照护安全要求

1. 选择适用的辅助移动器具。

2. 评估患者整体情况及病情能否适合使用辅助移动器具。

3. 患者移乘过程中，应有人看护或协助。

4. 使用辅助移动器具前要检查是否可以正常使用。

5. 使用过程中经常观察病情及倾听主诉，发现问题及时处理。

6. 照护人员掌握正确的使用方法。

7. 有认知障碍的患者在使用轮椅、站立转运辅助器等需使用约束装置。

8. 使用辅助器具的患者，最好在平坦路面使用，当需要在非平坦路面使用时，照护人员应加强看护，避免跌倒、扭伤等意外发生。

（二）患者床椅间转移照护

1. 协助由床面移位至椅子

（1）椅子应放置在较有力气的那一侧，与床缘夹角呈45°，照护人员站在患者的患侧，一手带领患者有力气侧的手去抓扶椅子远侧扶手，另一只手抓住患者的腰带，接着让患者身体前倾，微微站起。

（2）患者抓住椅子扶手后，照护人员再将手置于患者腰带，提醒患者转身背向椅子。

（3）照护人员请患者慢慢坐在椅子上。

2. 协助从轮椅移动到床上（以左侧偏瘫为例）

（1）告知患者要从轮椅车移动到床上。

（2）轮椅要放置在患者健康一侧，与床铺呈15°～30°位置上。踩住刹车，弹起脚踏板。

（3）让患者靠近轮椅边坐下。

（4）患者将脚伸到脚踏板前方，健康一侧的脚稍微向后。

（5）向前伸出靠近床铺的脚，缩短移动到床铺的转身距离。

（6）患者的手放在床铺上，照护人员站立在患病一侧，帮助患者维持身体平衡照护人员配合患者。

（7）站立，以健康一侧的脚为轴使其慢慢转身并移动到床铺上。

（8）照护人员利用自己的膝盖帮助患者转身以保持平衡，同时需要留意患者重心的移动，调整患者的姿势。

3. 协助从轮椅移动到座便

（1）踩住轮椅的停车闸，抬起轮椅的脚踏板，把脚放到地板上。

（2）照护人员要尽量帮助患者的臀部朝靠近自己的方向移动，跨过患者膝部，用自己的膝部压住患者麻痹一侧的膝盖。患者握住轮椅的扶手使身体前倾，照护人员扶住患者的腰部。

（3）患者抓住扶手使腰部转过来，移动到座便处坐下。

4. 协助从床上移动到轮椅

（1）告知患者将要从床端移动到轮椅上

（2）轮椅要放置在与床架呈15°～30°角的位置上。踩住刹车后，弹起脚踏板。当患者患有偏瘫等疾病时，把轮椅放置在患者的健康一侧。

（3）让患者靠近床边坐下。

（4）将患者靠近轮椅车的脚放置在脚踏板内侧，照护人员的脚前后分开，后脚卡住小轮，前脚从外侧保护患者的脚部。

（5）让患者将手放在照护人员的肩膀上，使其身体向前倾，将脸部靠在照护人员肩部。照护人员面对轮椅确认轮椅位置的同时，将患者移动到轮椅上。

（6）照护人员两手合拢抱住患者的腰部使其站起来，慢慢转动身体，将重心从床上移动到轮椅上并转换方向。屈膝，下腰的同时，把患者移动到轮椅上。

（7）调整患者的落座位置，让患者抱紧双臂，身体前倾。照护人员从后方将手伸入患者的腋下，使手与抱紧的双臂重合，向后挪动患者使其坐稳。

5. 轮椅使用技巧

（1）双手握住把套向两侧轻拉，使左右车架稍许分开，向下轻压两侧坐垫至定位处，展开轮椅，勿硬扳车架，勿夹伤手指。

（2）使用前告知患者和（或）家属使用轮椅注意事项。

（3）拉紧两侧车闸固定车轮，翻起脚踏板，协助患者坐入轮椅中。

（4）展开脚踏板，放患者双脚到脚踏板上，打开车闸推送患者。

（5）在行驶过程中，遇障碍物时需缓慢通行，必要时请人协助。下坡时需倒行，控制速度缓慢下坡，进入电梯时应倒行。

（6）患者下轮椅时，拉紧双侧车闸固定车轮，翻起脚踏板，搀扶老年人站离轮椅。

（7）轮椅使用后，先将左右脚踏板翻起，用两手抓住坐垫两端向上提起折叠好轮椅，存放在指定区域内。

6. 轮椅使用注意事项

（1）每周检查轮椅车轮、刹车状况，如有问题及时维修。

（2）每周轮椅清洁。选用清洁剂或含氯消毒剂擦拭轮椅坐垫、靠背及扶手等部位，再用清洁干擦布擦拭，以防生锈。

（3）定期检查车胎充气是否正常，如有气不足，请及时充气。

（4）定期给活动部位加润滑油，以防活动不灵活。

（三）患者上下楼梯照护

为了避免和减轻伤害，患者下楼梯时最好侧身。侧身的好处在于可双手扶住楼梯扶手，增加了安全系数。另外，楼梯只有一侧有扶手，正面下楼只能一手相扶，只有侧身才可让双手都发挥作用；再者，侧身下楼，先伸一腿，等确认脚已踏实下面的台阶后再换另一只脚，这样能最大限度地保障安全。正面下楼，人的身体几乎垂直，容易迎面摔下，来不及反应；而侧身下楼，身体有一个斜度，万一发生头晕、误判，可以有充分的时间作出反应，即便发生意外，伤害也可避免或减轻。

如为偏瘫患者，在上楼梯时应健腿先上，患腿再上；下楼梯时，患腿先下，健腿后下。健侧上肢可抓紧楼梯扶手，最好有人陪伴，以保证安全。

知识链接

在与预防跌倒相关的标准、指南、共识当中，精神科药物所致的跌倒是大家关注的重点内容，虽然意外的结局都是跌倒，但不同的药物所致跌倒的影响因素各不同。

1. 镇静催眠药：本类药物服药后引起困倦，易出现头晕跌倒的现象。需重点关注药物：①咪达唑仑（力月西）：此药起效快（5－15 分钟起效），是作用最强的导眠药，所以应在患者上床后服用，尤其是首次服药时。②氯硝西泮（氯硝安定）：此药除作用强外，还具有明显的肌松作用（与苯二氮䓬受体－2 亚型相关），患者体位改变时一定要在遵循三个一分钟原则，待肌肉达到协调后再行动。此外，具有较强肌松作用的药物还有奥沙西泮和地西泮，也应引起我们高度关注。

2. 抗精神病药：具有 H1 受体阻断作用的药会出现头晕副作用，引起跌倒风险；具有 a1 受体阻断作用的药会引起体位性低血压，体位猛烈变换时导致跌倒。需重点关注药物：①氯氮平；②氯丙嗪；③喹硫平；④奥氮平。

3. 抗抑郁药：具有 H1 受体阻断作用的药如米氮平（瑞美隆、派迪生）会出现头晕副作用，引起跌倒风险；具有 a1 受体阻断作用的药如曲唑酮（美时玉、每素玉）会引起体位性低血压，体位猛烈变换时导致跌倒。

精神药物所致的跌倒除药物种类外，药物剂量也是非常重要的影响因素，一般来说，小、中、大剂量的药物治疗，所致跌倒的风险逐渐加大。此外，还要考虑个体差异，例如对老年人来说，因个体差异及肝肾功能下降对药物代谢的影响，在小剂量服药时就可能导致跌倒的发生，所以，老年人是跌倒风险评估的重点人群。另外，其他具有 a1 受体阻断作用引起体位性低血压的药物如扩展脑血管、改善脑梗症状的尼麦角林及治疗男性前列腺增生、排尿困难的特拉唑嗪，也会导致患者发生跌倒。

（李菲菲　张健一）

第八章　患者压力性损伤风险的评估

压力性损伤的治疗和护理一直是医学和护理领域的难题。压力性损伤的发生不仅给患者带来痛苦，而且降低患者的生活质量，严重的压力性损伤常久治不愈，出现严重感染、全身衰竭甚至危及患者生命。在压力性损伤护理过程中，预防是避免压力性损伤发生的主要手段，也是护理工作中的重点。通过风险评估可及时、准确地筛选出压力性损伤高危患者。对患者进行早期评估，及早发现，及早预防，及早实施护理干预，是防止压力性损伤发生，减少患者痛苦，降低临床压力性损伤发生率的关键护理措施。

一、压力性损伤的概念

（一）定义

1. 压力性损伤　是位于骨隆突处、医疗或其他器械下的皮肤和/或软组织的局部损伤。可表现为完整皮肤或开放性溃疡，可能会伴疼痛感。损伤是由于强烈和/或长期存在的压力或压力联合剪切力导致。软组织对压力和剪切力的耐受性可能会受到微环境、营养、灌注、合并症以及软组织情况的影响。

2. 医疗器械相关性压力性损伤　由于使用用于诊断或治疗的医疗器械而导致的压力性损伤，损伤部位形状通常与医疗器械形状一致。这类损伤可以依据压力性损伤的分期系统进行分期。

3. 黏膜压力性损伤　由于使用医疗器械导致相应部位黏膜出现的压力性损伤。由于这些损伤组织的解剖特点，这一类损伤无法进行分期。

（二）分期

1. 1 期　指压不变白红斑，皮肤完整（图 8－1）

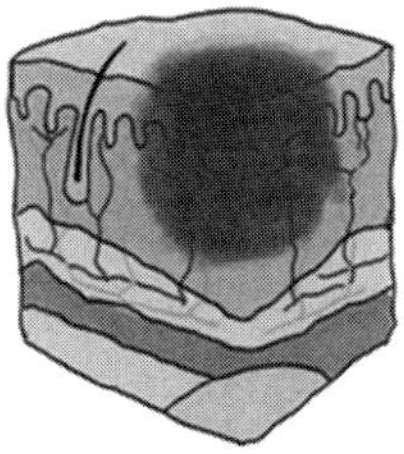

图 8－1　1 期压力性损伤

（1）表现：局部皮肤完整，出现压之不变白的红斑，深色皮肤可能见不到指压变白的现象，但其颜色可能与周围皮肤不同；指压变白红斑或者感觉、皮温、硬度的改变可能比观察到皮肤改变更先出现。此期的颜色改变不包括紫色或栗色变化，因为这些颜色变化提示可能存在深部组织损伤。

（2）鉴别：①指压法：将一根手指压在红斑区域共三秒，移开手指后，评估皮肤变白情况。②透明压板法：使用一个透明板，向红斑区域施以均匀压力，受压期间可见透明压板之下的皮肤有变白现象。

2. 2期 部分皮层缺失伴真皮层暴露（图8－2）

（1）表现：伤口床有活性，呈粉色或红色，湿润或干燥，表现为一个浅表的开放性的粉红色创面，脂肪及深部组织未暴露，无肉芽组织、腐肉、焦痂。也可表现为完整的或破损的浆液性水疱。该期损伤往往是由于骨盆皮肤微环境破坏和受到剪切力，以及足跟受到的剪切力导致。

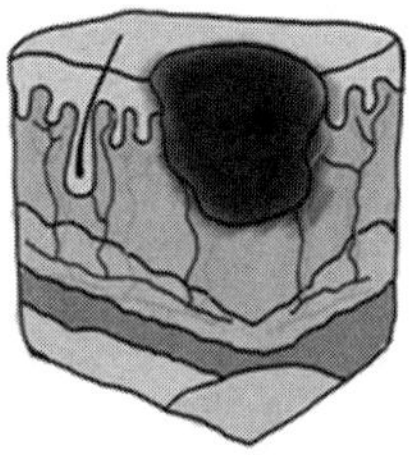

图8－2　2期压力性损伤

（2）鉴别：该分期不能用于描述潮湿相关性皮肤损伤，比如失禁性皮炎、皱褶处皮炎，以及医疗黏胶相关性皮肤损伤或者创伤伤口（皮肤撕脱伤、烧伤、擦伤）。如出现局部组织淤血、肿胀，需考虑可能有深部组织损伤。

3. 3期 全层皮肤缺失（图8－3）

（1）表现：常常可见脂肪、肉芽组织和边缘内卷，无筋膜、肌肉、肌腱、韧带、软骨和/或骨暴露。可能会出现潜行或窦道。可见腐肉和/或焦痂，但并未掩盖组织缺失的深度。不同解剖位置的组织损伤的深度存在差异：脂肪丰富的区域会发展成深部伤口。鼻梁、耳朵、枕骨部和踝骨部没有皮下组织，这些部位不会发生3期压力性损伤。

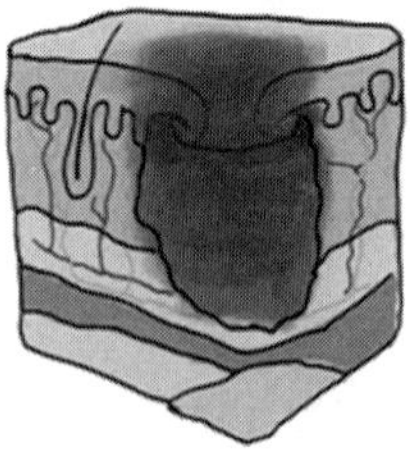

图8－3　3期压力性损伤

（2）鉴别：如果腐肉或焦痂掩盖了组织缺损的深度，则为不可分期压力性损伤。

4. 4期 全层皮肤和组织缺失（图8－4）

（1）表现：可见或可直接触及到筋膜、肌肉、肌腱、韧带、软骨或骨骼。常常会出现上皮内卷，窦道和/或潜行。可见腐肉和/或焦痂。深度因解剖位置而异。

（2）鉴别：如果腐肉或焦痂掩盖了组织缺损的深度，则为不可分期压力性损伤。

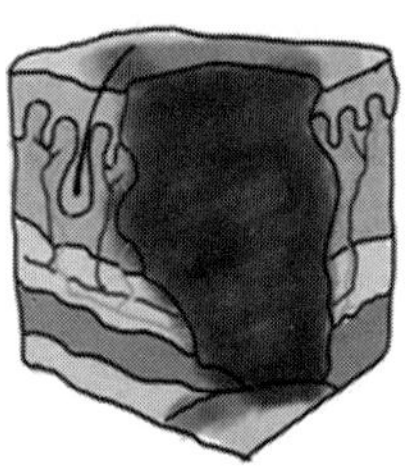

图8－4　4期压力性损伤

5. 深部组织损伤 持续的指压不变白，颜色为深红色、栗色或紫色（图8－5）。

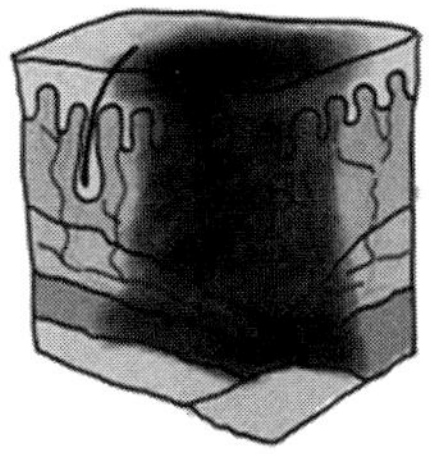

图8－5 深部组织损伤

表现：这种损伤是由于强烈和（或）长期的压力和剪切力作用于骨骼和肌肉交界面导致。完整或破损的局部皮肤出现持续的指压不变白，呈深红色、栗色或紫色，或表皮分离呈现黑色的伤口床或充血水疱。疼痛和温度变化通常先于颜色改变出现，此部位与邻近组织相比，先出现痛感、发硬、糜烂、松软、发热或发凉。深色皮肤的颜色表现可能不同。该期伤口可迅速发展暴露组织缺失的实际程度，也可能溶解而不出现组织缺失。如果可见坏死组织、皮下组织、肉芽组织、筋膜、肌肉或其他深层结构，说明这是全皮层的压力性损伤（不可分期、3期或4期）。

该分期不可用于描述血管、创伤、神经性伤口或皮肤病。

6. 不可分期 难以分期的压力性损伤（图8－6）。

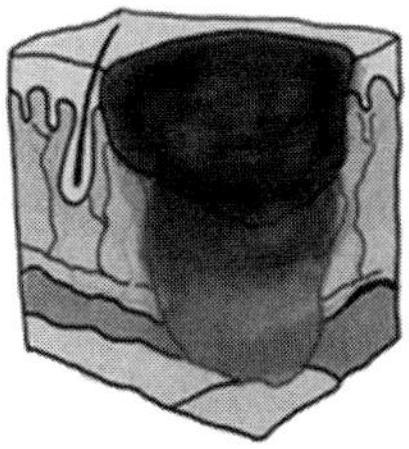

图8－6 不可分期

表现：失去全层的皮肤组织，溃疡的底部被腐肉（黄色、棕褐色、灰色、绿色或棕色）和（或）焦痂（棕褐色、棕色或黑色）所覆盖。直至腐肉和（或）焦痂能够充分去除，伤口基底外露，才能准确分期。在足跟处稳定（干燥、黏附稳固，完整而无发红或波动）的焦痂可作为“人体的自然（生物）覆盖物”，不应被去除。

二、压力性损伤发生的常见原因

（一）力学因素

1. 压力 垂直压力是造成压力性损伤的最主要因素。局部组织持续受压，可导致毛细血管血液循环障碍，造成组织缺氧，持续超过2小时，就可能引起组织不可逆的损害，导致压力性损伤的发生。

2. 摩擦力 患者在床上活动或搬运患者时，皮肤受到床单和衣服表面的逆行阻力摩擦，易损伤皮肤角质层。当皮肤被擦伤后，再受到汗渍、尿液、粪便等的浸渍时，更易发生压力性损伤。

3. 剪切力 剪切力是两层组织相邻表面间的滑行产生进行性的相对移动所引起的，由摩擦力和压力相加而成。

（二）理化因素

皮肤经常受潮湿、摩擦、排泄物等理化因素的刺激，极易致皮肤损伤。

（三）全身营养不良或水肿

抵抗力弱，一旦受压缺血、缺氧更为严重，易导致皮肤破损。

（四）使用不当

使用石膏绷带、夹板及牵引时松紧不适，衬垫不当，均可致局部组织血液循环障碍。

三、评估量表的应用

目前临床上较为常用的评估量表有 Norton 量表、Braden 量表和 Waterlow 量表等。

（一）Norton 压力性损伤风险评估量表

该量表（表 8－1）为 1962 年源自于老年人的研究而建立的四分量表，其优点为简单、快速、易于使用，普遍适用于老年病房。Norton 评估表有 5 项评估内容，包括一般身体状况、精神状况、行走状况、活动状况、失禁状况。每项评分 1～4 分，评分范围为 5～20 分，随分值的降低发生压力性损伤的危险性相应增加。14 分以下获得压力性损伤的机会为 32%；12 分以下属高危组，2 周获压力性损伤的机会为 48%。

表 8－1 Norton 压力性损伤风险评估量表

评分	4 分	3 分	2 分	1 分
1. 一般身体状况	好	一般	差	非常差
指最近的身体健康状态（如营养状况、组织肌肉块完整性、皮肤状况）	身体状况稳定，看起来很健康，营养状态良好	一般身体状况稳定，看起来普通健康	身体状况不稳定，看起来还算健康	身体状况很危急，看起来真的生病了
2. 精神状况	清楚	淡漠	谵妄	昏迷
指意识状况和定向感	对人、事、地定向感非常清楚，对周围事物敏感	对人、事、地定向感只有 2～3 项清楚，反应迟钝、被动	对人、事、地定向感只有 1～2 项清楚，沟通对话不适当	一般而言没有反应，嗜睡

续表

评分	4分	3分	2分	1分
3. 行走能力	可以走	需协助	轮椅活动	卧床
个体可行动的程度	能独立走动	无人协助无法走动	只能以轮椅代步	因病情或医嘱限制在床上
4. 活动能力	行动自如	轻微受限	非常受限	不能自主活动
个体可以移动和控制四肢的能力	可随意志自由移动、控制四肢	可移动、控制四肢，但需人稍微协助才能翻身	无人协助下无法翻身，肢体轻瘫、挛缩	无能力移动，不能翻身
5. 失禁情况	无	偶尔失禁	经常性失禁	大小便失禁
个体控制大、小便的能力	大、小便控制自如，或留置尿管，但大便失禁	在过去24h内有1~2次大、小便失禁之后使用尿套或留置尿管	在过去24h之内有3~6次小便失禁或腹泻情形	无法控制大小便，且在24h内有7~8次失禁发生

附：Norton评估表使用说明

身体状况：此项患者有多种情况时，以最严重的身体状况评分为准。

1. 年龄：≥80岁，评分为1；≥70岁，评分为2；≥60岁，评分为3。

2. 体重

（1）体重：≥标准10%，评分为3；≥标准20%，评分为2；≥标准30%，评分为1。

（2）体重：≤标准10%，评分为3；≤标准20，评分为2；≤标准体重30%，评分为1。

标准体重：男性：身高（cm）－105＝标准体重（kg）；女性：身高（cm）－100＝标准体重

3. 低蛋白血症

总蛋白值33~34g/L，评分为4；总蛋白质30~32g/L，评分为3；

总蛋白质28~30g/L，评分为2；总蛋白质<28g/L，评分为1。

4. 贫血

轻度：血红蛋白90~110g/L，评分为3；中度：血红蛋白60~90g/L，评分为2；重度：血红蛋白30~60g/L，评分为1。

5. 皮肤情况

皮疹/湿疹，评分为2；局部红肿，评分为2。严重皮肤病，评分为1；皮肤破溃，评分为1。

6. 浮肿：轻度：评分为3；中度：评分为2；重度：评分为1。

失禁

偶有：24 小时失禁次数≤1，评分为3；常常：24 小时失禁次数≤3；评分为2。

（二）Braden 压力性损伤风险评估量表

Braden 压力性损伤风险评估量表（表8－2）由美国的 Braden 和 Bergstron 两位博士于1987 年制订，是 1987 年以来美国健康保健政策研究机构（AH-CPR）推荐使用的一种预测压力性损伤危险的工具。Braden 量表以经典压力性损伤发生机制为构建依据，由 6 个被认为是压力性损伤发生的最主要的危险因素组成，即从患者的感觉、移动、活动能力和影响皮肤耐受力的 3 个因素（皮肤潮湿、营养状况、摩擦和剪切力）的 6 个方面来进行评估。除“摩擦力和剪切力”一项外，各条目得分均为 1～4 分，总分 6～23 分，得分越低，发生压力性损伤的危险性越高。综合各研究结果推荐的诊断界值为 18 分。15～18 分提示轻度危险，13～14 分提示中度危险，10～12 提示高度危险，9 分以下提示极度危险。2003 年中国香港理工大学的彭美慈等对 Braden 量表的中文版进行了修订，并在部分中国人群中进行了预测效果的研究，推荐在压力性损伤高发的人群使用，修订版 Braden 量表删除了量表中“营养状况”评分项目，增加了“体型/身高”“皮肤类型”2 项评分内容，共 7 个条目。除“摩擦力和剪切力”一项外，各条目得分均为 1～4 分，总分 7～27 分，诊断界值为 19 分，得分越低，发生压力性损伤的危险性越高。

表 8－2 Braden 压力性损伤危险因素评估表

	1分	2分	3分	4分
1. 感觉	完全受限	非常受限	轻微受限	未受损害
对压力相关的不适做有意义反应的能力	接受到疼痛刺激时，患者无法做出呻吟、退缩或抓握的反应（也可能是由于使用镇定药物或意识改变），绝大部分体表无法感知到疼痛刺激	当接受到疼痛刺激时，只能以呻吟或躁动不安表示，全身有1/2 以上的体表无法知觉到不适或疼痛刺激	对言语指令有反应，但总是无法在感受到不适时，表达其不适或须由他人协助翻身一至两个肢体无法知觉到不适或疼痛刺激	对言语指令有反应，对不适与疼痛刺激的知觉能力正常

续表

	1分	2分	3分	4分
2. 潮湿	持续潮湿	经常潮湿	偶尔潮湿	很少潮湿
皮肤暴露在潮湿环境中的程度	持续潮湿皮肤几乎一直处于潮湿状态，每次移动患者时，患者的皮肤都是潮湿的	皮肤时常是潮湿的，每班至少更换床单一次	大约每天须更换床单两次	皮肤通常是干燥的，依常规更换床单即可
3. 活动	限制卧床	可以坐椅子	偶尔行走	经常行走
身体活动的程度	活动范围限制在床上	无行走能力或行走能力严重受限，无法承受自己的体重，或须协助才能坐进椅子或轮椅	每个班的大多数时间是在床上或椅上，但在白天偶然可在协助下或不需要协助自行走动	每天至少走出病室两次，醒着时至少每2h会在病房内走动
4. 移动	完全无法移动	非常受限	轻微受限	未受限
改变或控制体位的能力	无法凭自己的能力，对身体或肢体位置做调整，即使是轻微的调整	偶尔能轻微地调整身体或肢体位置，无法凭自己的能力做经常或大幅度调整	时常能凭自己的能力小幅度的自由调整身体或度肢体位置	能凭自己的能力时常改变体位及做大幅度的体位调整
5 营养	非常差	可能不足够	足够	非常好
通常的进食型态	通常的进食从未吃完送来的正餐，很少吃超过送来的1/3，水分摄取差，未食用液体营养补充品，如太空饮食，每天吃两份或两份以下蛋白质（肉、蛋、奶制品等），无论个案是否接受静脉营养补充，持续以下任意情况5d以上：禁食或进食清流质饮食	很少吃完送来的正餐，一般来说只能吃完送过来的1/2，偶尔食用液体营养补充品，每天吃三份蛋白质（肉或豆、奶制品），所摄取的液态食物或管灌未达到理想需要量，如每日灌进食量少于1500kcal	一般能吃完每餐的1/2以上，每日吃四餐含肉或奶制品的食物，偶尔拒绝吃一餐，或管饲或肠外	每顿正餐都吃掉大半，从不拒绝用餐，在两餐间，偶尔还吃点心，不需要营养补充品。通常食用四份或以上的蛋白质（肉或豆、奶制品）
6. 摩擦力和剪切力	有问题	潜在问题	无明显问题	
	中度到极大的协助，才能移动身体，且无法将身体完全抬起，在床单上不滑动。卧床或坐轮椅上，时常会向下滑动，须极大协助，痉挛或躁动不安，使个案皮表几乎持续受到摩擦	不能有效移动，或只需些许协助，在移动过程中，皮肤可能在床单、椅子、约束带等设备上出现一些滑动。大多数时候，能在床或椅子上维持相当好的姿势，但偶尔会滑下来	能凭自己的能力在床上或椅上移动。在移动时，可将自己完全抬起，总是能在床上或椅子上维持良好的姿势	

（三）Waterlow 压力性损伤风险评估量表

Waterlow 压力性损伤风险评估量表（表 8－3）是欧洲评估老年人压力性损伤危险的主要工具，是 1984 年由 Waterlow 通过对患者皮肤情况的调查而建立的。该量表包括体型、控便能力、皮肤类型、年龄、性别、移动度、饮食、组织营养、神经缺陷、手术和特殊用药等 11 个条目，得分越高，压力性损伤风险越大。累计＜10 分者为无危险，≥10 分者为危险（10～14 分为轻度危险，15～19 分为高度危险，20 分以上为极度危险）。Waterlow 量表对压力性损伤危险性的预测能力和灵敏度较高，但其特异度却较低，这就意味着被这份量表评估为压力性损伤高危的患者，可能危险度并不高，这可导致在预防措施上的高支出。常被推荐应用于成人和矫形外科。

表 8－3 Waterlow 压力性损伤危险因素评估表

体质指数（BMI）	分数	皮肤类型	分数	性别和年龄（岁）	分数	营养状况评估工具	
20～24.9 一般 25～29.9 高于一般 ＞30 肥胖 ＜20 低于一般 BMI＝体重（kg）/身高（m）^{2}	0 1 2 3	健康 薄如纸 干燥 水肿 潮湿 颜色异常 破溃	0 1 1 1 1 2 3	男 女 14～49 50～64 65～74 75～80 ＞81	1 2 1 2 3 4 5	A—近期体重下降 是 到 B 否 到 C 不确定＝2 并列到 C	B—体重下降评分 0.5～5kg＝1 5～10kg＝2 10～15kg＝3 ＞15kg＝4 不确定＝2
						C—患者进食少或食欲差 否＝0 是＝1	营养评分 如果＞2，参考营养评估/干预措施

失禁	分数	运动能力	分数	特殊因素					
				组织营养状况	分数	神经系统缺陷	分数	大手术或创伤	分数
完全控制/导尿 小便失禁 小便失禁 大小便失禁	0 1 2 3	完全 躁动 不安 冷漠的 限制的 卧床 轮椅	0 1 2 3 4 5	恶液质	8	糖尿病	4～6	骨/脊柱手术	5
				多器官衰竭 单器官衰竭（呼吸、肾脏、心脏） 外周血管贫血（Hb＜80g/L） 吸烟	8 5 2 1	运动/感觉异常 截瘫	4～6 4～6	手术时间＞2h 手术时间＞6h	5 8
				药物					
				细胞毒性药物、长期大剂量服用类固醇、抗生素最多为 4 分					

如果评分≥10 分，则患者有发生压力性损伤的危险，建议采取预防措施。

四、压力性损伤的案例应用

【病例介绍】

患者尉某某，男性，71 岁，主诉：记忆下降、疑心被害、夜不眠伴发脾气，加重 1 月。患者于 2017 年 6 月 27 日 17：25 由门诊以痴呆状态收入院。由家属陪同坐轮椅送入病房，查体：骶尾部有一 2cm×1cm 皮肤破溃，破溃已达真皮层，破溃周围有黑痂；左侧坐骨结节处有一 2.5cm×1.5cm 皮肤破溃，有粉红色伤口床，破溃已达真皮层；左侧、右侧髋部各有一 2cm×2cm 皮肤色素沉着斑，无破溃。年貌相符，个人卫生差。入院测 T：36.8℃，P：60 次/分，R：20 次/分，BP：120/70mmHg。入院后表现患者意识清楚，定向力不完整，仅能说出自己的名字，不能正确说出自己现在在哪及家庭住址。不能独立行走，搀扶下可站立，生活完全不能自理。医嘱：盐酸美金刚片口服 5mg 早，富马酸喹硫平片口服 12.5mg 早、25mg 晚。ADL：30 分，有陪护，精神患者护理一级。

既往史：患“脑萎缩，陈旧性脑梗死，2 型糖尿病，高血压”，否认食物药物过敏史。家族史：阴性。

【工具评估】

一般身体状况：年龄 71 岁，身体状况不稳定，看起来还算健康。

精神状况：对人、事、地定向感只有 1～2 项清楚，沟通对话不适当。

行走能力：只能以轮椅代步。

活动能力：可移动、控制四肢，但需人协助才能翻身。

失禁情况：在过去 24h 内有 1～2 次大小便失禁之后使用尿套。

院外带入 2 期压力性损伤 2 块：骶尾部 2cm×1cm，左侧坐骨结节 2.5cm×1.5cm。

Norton 量表评估患者得分：12 分。

【提出问题】

通过评估，患者存在 2 期压力性损伤；Norton 量表评估，患者压力性损伤高度风险。

【护理措施】

1. 应用 Norton 量表评估患者得分：12 分。此患者为压力性损伤高度危险，每三天评估一次；建立翻身卡，每班床头交接患者压力性损伤愈合情况及皮肤，按要求书写护理记录。

2. 报告护士长、主管医师、质控护士长。按照压力性损伤处理报告制度上报护理部。

3. 合理使用气垫床、减压垫、翻身垫、软垫。缓解压力，避免骨突出和身体表面皮肤组织长期受压，受压部位避免使用各类垫圈，以免影响局部血液循环。每班检查气垫充气完好确保正常使用。

4. 保障营养，保证入量。根据患者病情，合理指导患者高营养饮食。

5. 做好基础护理，保持皮肤清洁，避免摩擦，皮肤干燥、脱屑，适当应用润肤剂，保持皮肤适度湿润。

6. 保持床单位平整、清洁、干燥。及时清理排泄物，减少排泄物对皮肤的刺激。避免按摩受压部位皮肤。避免用红外线照射局部皮肤，以防止组织细胞代谢及需氧量增加，造成细胞缺血、坏死。

7. 遵医嘱每日给予患者生理盐水清洁伤口后换药，保持伤口清洁，无感染，以促进伤口愈合。

8. 健康教育：对患者家属及陪护人员进行压力性损伤防治措施的宣教与指导。教会陪护人员护理方法、应用支撑面、安置和变换体位技巧、有效运用减压设施和敷料使用的注意事项等。

知识链接

体位变换

1. 除非有禁忌证，否则对所有存在压力性损伤风险或已有压力性损伤的患者，均应实施体位变换，以缩短身体易发生压力性损伤部位的受压时间，减轻受压程度。

2. 体位变换的频率应该根据患者的病情、皮肤耐受程度、移动能力、舒适度和所使用支撑面的材质而决定。

3. 对于卧床患者，至少每 2 小时变换体位 1 次；限制于轮椅的患者，至少每小时变换体位 1 次。

4. 变换体位时，应避免已存在压力性损伤处受压。若变换体位时直接将已有压力性损伤区域成为着力点，压力和/或剪切力将继续进一步阻断皮肤的血液供应，因此使损伤进一步恶化，并导致更为严重的压力性损伤形成。

5. 医护人员协助患者进行体位变换和移动患者时，应抬起患者身体，尽量减少摩擦力和剪切力，避免拖、拉、拽。

6. 协助患者变换体位后，应避免将患者直接放置在医疗器械上，如管路、引流设备或其他异物上，可在医疗器械与患者的皮肤黏膜间放置薄型泡沫敷料或者透气敷料，以避免医疗器械相关压力性损伤的发生。

7. 定期检查足跟部皮肤状况。变换体位后，应确保足跟离开床面，足跟要避免所有压力。

五、压力性损伤的护理措施

（一）预防压力性损伤护理规范

1. 压力性损伤评估

（1）新入院患者在 8 小时之内完成压力性损伤评估量表，评估结果记录在特护单上。

（2）根据患者风险程度，按要求完成相应评估，日常评分体现在责任护士记录中。发生压力性损伤的患者，每班评估

Norton 量表得分≤10 分，极度危险，每天评估；

Norton 量表得分 11～12 分，高度危险，每三天评估一次；

Norton 量表得分 13～14 分，中度危险，每周一次；

Norton 量表得分 15～16 分，轻度危险，每两周评估一次；

Norton 量表得分≥17 分，每月评估。

（3）患者病情变化时，随时评估。

2. 压力性损伤处理报告制度

Norton 量表得分 13～14 分，报告护士长、医师，制定相应预防措施。Norton 量表得分≤12 分，报告护士长、医师、质控护士长，质控护士长定期检查督导预防措施落实情况。

Norton 量表得分≤10 分，报告护士长、医师、质控护士长，提请压力性损伤会诊单，提请压力性损伤质量管理小组会诊；压力性损伤质量管理小组完成相应会诊工作。

（1）遵照医院相关《医疗安全（不良）事件报告制度及处理流程》执行。

（2）出现压力性损伤后，质控护士长要定期检查压力性损伤转归情况，并对压力性损伤情况进行评估，对护理措施提出修正意见，必要时提请压力性损伤质量管理小组指导。

（3）院内发生或院外带入压力性损伤患者，病区要留存压力性损伤转归照片以备查询，具体如下：①留存照片的时间：压力性损伤一周内痊愈者，在发现压力性损伤、痊愈时两次留存；超过一周以上痊愈者，在发现压力性损伤、治疗中、痊愈时三次留存。②拍照时要求距离压力性损伤10cm，垂直角度拍摄；如压力性损伤面积较大，可距离压力性损伤30cm再次拍摄。照片的文件名上需标明拍摄的距离。

3. 压力性损伤诊疗及护理规范

（1）压力性损伤风险评估≤14分的患者应建立翻身卡，采取必要的预防措施。

（2）患者年龄在60岁以上，一级护理，入院或任何时候barthel量表评分≤40分，在一级护理小结中必须记录患者皮肤情况。

（3）出现压力性损伤患者，每班书写护理记录，Norton量表得分≤14分按风险评估要求完成评估，每周书写护理记录，记录皮肤情况及采取的相应措施；Norton量表得分≥15分，护理记录书写按医院相关规定执行。

4. 压力性损伤护理的重点要求

（1）预防原则：缓解压力，避免骨突出和身体表面皮肤组织长期受压；增加组织耐受性，保持皮肤完整性。①对不能自行翻身的患者，应至少2h协助翻身一次。在协助患者翻身或搬动患者时，避免拖、拉、扯、拽等动作。侧卧位时尽量选择30°侧卧位。②足跟部的减压措施：应将垫枕沿小腿全长垫起，充分抬高足跟部。③合理使用气垫床、减压垫、翻身垫、软垫。受压部位避免使用各类垫圈，以免影响局部血液循环。④根据患者的情况，合理使用压力性损伤敷料，预防剪切力及压力对皮肤的损害，应首选泡沫类敷料进行减压。⑤指导患者坐轮椅时，应每15～30分钟减压15～30秒，每1小时减压60秒。

（2）改善营养

①根据患者病情，合理指导患者使用高营养饮食。

②遵医嘱，合理输注肠内营养、肠外营养及其他改善营养状态的药物。

(3) 皮肤护理

①保持床单位平整、清洁、干燥。

②保持皮肤清洁，避免过度清洁皮肤，避免使用碱性肥皂清洁皮肤，保持皮肤正常的酸碱度。

③避免摩擦或用力擦洗皮肤；避免按摩受压部位皮肤。

④避免用红外线照射局部皮肤，以防止组织细胞代谢及需氧量增加，造成细胞缺血、坏死。

⑤皮肤干燥、脱屑者，适当应用润肤剂，保持皮肤适度湿润。

⑥呈失禁状态的患者，应用不含乙醇的皮肤保护剂，减少排泄物对皮肤的刺激。

⑦在皮肤上应用各类黏胶类敷料应注意：粘贴时，遵循无张力粘贴的原则，避免皮肤出现张力性水疱；撕脱时，遵循0°撕脱，180°移除的原则，避免出现医用黏胶相关性皮肤损伤。

⑧在皮肤上固定各类管路时，应采取高举平台法，避免出现皮肤压力性损伤。

(4) 健康教育：做好对患者、家属压力性损伤防治措施的宣教与指导。增强患者预防压力性损伤的意识，对患者及家属进行针对性的压力性损伤预防知识宣教，告知其皮肤检查和自我护理方法、应用支撑面、安置和变换体位技巧、有效运用减压设施和敷料使用的注意事项等。

5. 压力性损伤的处理措施

(1) 1 期压力性损伤

①加强翻身与检查皮肤情况，避免红斑区持续再次受压与潮湿造成皮肤浸润，红斑区皮肤不可加压按摩，有效改善受压部位的微循环。

②应用泡沫敷料粘贴在易受压部位，以减少摩擦力及剪切力。用生理盐水清洁受影响部位的皮肤，待干燥，将泡沫敷料覆盖受压部位，5 天左右更换，若粘贴不牢固或污染时应及时更换。

(2) 2 期压力性损伤

①未破的小水疱（直径小于5mm）要减少和避免摩擦，防止破裂感染。生理盐水清洁局部，待干燥，粘贴水胶体敷料，5～7 天水疱吸收后将敷料去除；如果出现渗液增多、水疱增大需及时更换其他敷料。

②大水疱（直径大于5mm）使用碘伏消毒局部，在水疱的边缘用注射器抽出疱内液体或用针头刺破水疱；用无菌纱布或棉签挤压干净水疱内的液体，

再粘贴水胶体敷料，水疱吸收后将敷料去除；如渗液多，敷料已经松动脱落，可更换新的水胶体敷料。

③真皮层受损：用生理盐水清洗伤口及周围皮肤，以去除残留在伤口上的表皮破损的组织；创面渗液少时可选用水胶体敷料，创面渗液多时使用高吸收的敷料如泡沫敷料；换药间隔根据伤口的渗液情况而定。

（3）3、4期压力性损伤：主要是进行彻底清创、去除坏死组织，减低感染机会，选择合适的伤口敷料促进伤口愈合。伤口局部状况直接影响到伤口的愈合，因而应重点对伤口局部做出评估，根据伤口基底部的颜色、渗出液的性状、有无坏死组织及感染、伤口周围皮肤状况，正确合理地选择敷料，以达到促进伤口早期愈合的目的。

（4）不可分期：可根据患者情况，清除坏死组织和/或焦痂后，确定压力性损伤分期，进行相应处理。

（5）深部组织损伤：加强翻身，减少局部皮肤受压。观察皮肤受损情况，根据分期进行相应处理。

（李志新　李卫华）

第九章　吞咽功能的评估

一、吞咽困难与噎食的概念

1. 吞咽困难是指在吞咽之初即出现咽下困难（口咽性吞咽困难）或者食物（固体和/或液体）从口腔到胃的推进过程中受阻而出现梗阻感（食管性吞咽困难）。所以，吞咽困难是指被吞咽食物在正常通过中受阻而引起的主观感觉。

2. 噎食是吞咽困难严重而常见意外事件之一，是指食物阻塞咽喉部或卡在食管的第一狭窄处，甚至误入气管，引起呼吸窒息。噎食发生迅速，死亡率高。

二、吞咽困难及噎食征象的评估工具

（一）吞咽困难的评估

吞咽困难可能是由于影响口咽部肌肉的神经系统损伤引起的。它可以由中风、创伤性脑损伤、脑发育障碍、神经退行性疾病和主要的头颈部手术（例如去除癌症）引起。吞咽困难可能导致营养不良、脱水或吸入性肺炎。

1. 吞咽困难的临床表现

（1）主要表现：口咽性吞咽困难，也被称为高位吞咽困难，指的是口或咽部的吞咽困难。患者在开始吞咽时即感到咽下困难，他们经常会将颈部作为问题所在。常见的伴随症状：①吞咽启动困难；②鼻反流；③咳嗽；④鼻音；⑤咳嗽反射减弱；⑥气哽（注意在误吸时可不伴发气哽或咳嗽）；⑦构音不良和复视（可在神经源性口咽性吞咽困难时伴发）；⑧口腔异味：在Zenker's 憩室的患者如有大量食物残渣滞留，及在进展期贲门失弛缓症或长期梗阻时，腐败的食物残渣积聚可出现口臭。

（2）食管性吞咽困难也称作低位吞咽困难，多定位于远段食管，然而需要注意的是有些食管性吞咽困难的患者，如失弛缓症，也可能描述颈部不适，类似于口咽性吞咽困难的症状。对液体和固体食物都存在吞咽困难，尤其是间歇性发作伴胸痛者，提示食管动力障碍。如只有在进食固体食物时发生吞咽困难，则提示机械性梗阻可能，且食管内径 $<15mm$。如呈进行性加重，要疑及消化性狭窄或癌肿。而且值得注意的是消化性狭窄患者常常有长期烧心和反流病史而无体重减轻。相反，食管癌患者多见于老年男性并伴有体重减轻。

2. 吞咽困难的评估工具

吞咽困难的评估工具临床中包括：蛙田饮水实验、标准吞咽功能评定以及目前公认最为准确的评估方法——视频吞咽造影检查（VFSS）。

（1）洼田饮水试验：该方法为最常用的吞咽功能筛查，用30ml温水进行试验，正常为5秒内将水一饮而尽，无呛咳；轻度为5秒内1次饮尽，有呛咳；中度为5~10秒内分2次以上饮完，有呛咳；重度为呛咳多次发生，10秒内不能饮完。

（2）标准吞咽功能评定量表（standardized swallowing assessment，SSA）由Ellul等于1996年首先报道，经科学设计专门用于评定患者的吞咽功能，具有良好的信度和效度，应用广泛。

（3）视频吞咽造影检查（videofluoroscopic swallowing study，VFSS）：在杯中用20%泛影葡胺溶液（碘水）把营养米粉调制成糊状（10~20ml）作为糊餐备用，另将20%泛影葡胺溶液10ml倒入另一杯中，作为饮水测试备用。在X光透视下，治疗师嘱患者饮备用碘水、喂食备用糊餐，在正位和侧位下分别观察患者饮水、进食时会厌谷和梨状窝有无滞留和残留、误吸以及环咽肌开放等情况。根据患者吞咽时口腔期和咽喉期吞咽情况进行评分，10分为正常，7~9分为轻度异常，2~6分为中度异常，<2分为重度异常。

标准吞咽功能评定（SSA）（分三步，共18项）见表9-1。

表9-1　标准吞咽功能评定（SSA）

	项目	得分
第一步：临床检查(8项)(各项评分均达1分进行下一步)	①意识	□1=清醒； □2=嗜睡，可唤醒并做出言语应答； □3=呼唤有反应，但闭目不语； □4=仅对疼痛刺激有反应
	②头与躯干的控制	□1=能正常维持坐位平衡； □2=能维持坐位平衡但不能持久； □3=不能维持坐位平衡，但能部分控制头部平衡； □4=不能控制头部平衡
	③呼吸方式	□1=正常；□2=异常
	④唇控制（唇闭合）	□1=正常，□2=异常
	⑤软腭运动	□1=对称；□2=不对称
	⑥喉功能（声音强弱（发［a］、［i］音））	□1=正常；□2=减弱；□3=消失
	⑦咽反射	□1=存在；□2=缺乏
	⑧自主咳嗽	□1=正常；□2=减弱；□3=缺乏

续表

	项目	得分
第二步：饮一匙水（量约5ml）重复3次（6项）（各项评分均达1分进行下一步）	①口角流水	□1＝无/1次；□2≥1次
	②吞咽时有喉部运动	□1＝有；□2＝没有
	③吞咽时有反复的喉部运动（重复吞咽）	□1＝无/1次；□2＝>1次
	④咳嗽	□1＝无/1次；□2＝>1次
	⑤哽咽	□1＝无；□2＝有
	⑥声音质量（吞咽后喉功能）	□1＝正常；□2＝减弱或声音嘶哑；□3＝发音不能
第三步：饮一杯水（量约60ml）（4项）（各项评分均达1分进行下一步）	①能够全部饮完	□1＝是；□2＝否（饮完需要的时间 秒）
	②咳嗽	□1＝无/1次；□2＝>1次
	③哽咽	□1＝无；□2＝有
	④声音质量（吞咽后喉功能）	□1＝正常；□2＝减弱或声音嘶哑；□3＝发音不能

注：SSA评定共18项，各因子得分越低说明患者的吞咽功能状况越好，该量表的最低分为18分，最高分为46分，分数越高，说明吞咽功能越差。

各项评分均达1分（既总分达18分）即可为患者提供进食及服药。

3. 吞咽困难的护理措施

（1）营养（卒中患者吞咽障碍和营养管理的中国专家共识（2013版））

①经全面评估确认存在吞咽障碍的患者应给予促进吞咽功能恢复的治疗（A类推荐，1b级证据）。针灸、吞咽康复、饮食改进、姿势改变等可改善吞咽功能（A类推荐，1b级证据）。

②营养筛查结果提示存在营养风险的患者，应进一步请营养师给予全面营养评估，以便提出营养干预措施。营养评定的方法可参考饮食病史、人体测量学及生化指标等（B类推荐，2b级证据）。

③可利用营养筛查工具进行营养筛查，必要时每周进行重复筛查，监测是否具有营养风险（B类推荐，2b级证据）。

④不推荐对吞咽障碍患者早期应用PEG（A类推荐，1a级证据），如果需要长期（>4周）肠内营养，可酌情考虑PEG喂养（A类推荐，1b级证据）。

⑤尽管缺乏高质量的研究证据，但长期实践经验提示，规范的肠内营养操作可以减少并发症的发生（D类推荐，5级证据）。

（2）经皮神经肌肉电刺激

①经皮神经肌肉电刺激（NMES）通常用作治疗口咽性吞咽困难的传统吞咽疗法的辅助手段。吞咽治疗通过锻炼来改善肌肉功能。NMES 的目的是提高吞咽治疗的有效性，其作用机制被认为包括加速肌肉力量的发展并促进中枢或皮质恢复。

②NMES 通常由语言和语言治疗师在适当的诊断和患者选择后进行。治疗师需要适当的培训才能使用该程序。语音和语言治疗师将电极放置在患者颈部的选定位置，然后通过小电流刺激咽部和/或喉部肌肉的周围神经供应。刺激强度可以处于低感觉水平，或者处于较高运动水平以触发肌肉收缩。在治疗师的监督下，患者在接受电刺激的同时锻炼其吞咽肌肉。治疗持续时间的建议因设备而异，但最长可达 1 小时。温和的电刺激可以产生从刺痛和温暖到“抓住”感觉的感觉。

③电极的位置和使用的电流水平因患者而异。有一系列 NMES 设备使用不同的电极设计，位置和刺激强度。在最初的评估中，可以使用视频透视或临床观察来优化治疗电极的放置并确定合适的刺激强度。

（二）噎食征象的评估

1. 噎食征象（如图 9－1）

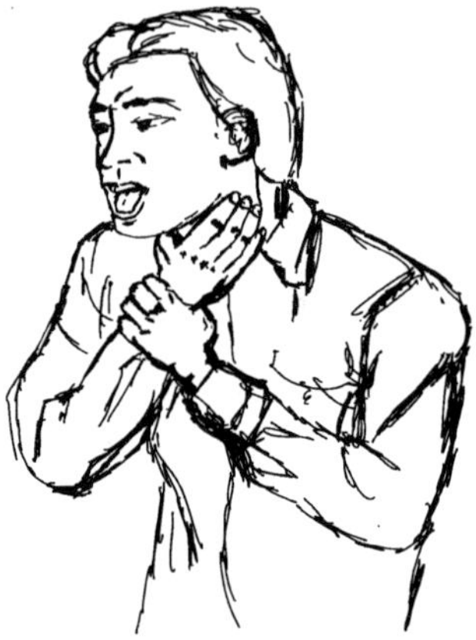

图 9－1　噎食征象

（1）突然呛咳、喘鸣；

（2）不能说话；

（3）不能呼吸；

（4）呼吸窘迫；

（5）皮肤发紫；

（6）严重者可迅速出现意识丧失甚至呼吸心跳停止。

2. 噎食风险的护理措施

（1）噎食风险的预判

①重点患者要心中有数：如严防噎食患者、抢食患者、有大口进食习惯患者、情绪激动患者、癫痫患者、药物至吞咽功能减退患者

②做好患者动态的评估与饮食管理

③关键是及时地发现与紧急处理

附：住院精神疾病患者噎食风险评估表（表9－2）

表9－2 住院精神疾病患者噎食风险评估表

病区　　姓名　　性别　　年龄　　诊断

评估日期　　评估者

序号	可能导致噎食的因素		评估结果
1	既往发生过噎食现象者		
2	药物副反应	锥体外系反应者	
		唾液分泌减少、口干者	
3	脑器质性疾病	中、重度痴呆者	
		抢食者	
		脑血管意外后遗症者	
		有癫痫发作史者	
4	精神症状	极度兴奋者	
		躁狂饥饿感增加者	
		暴饮暴食者	
		进食速度过快者	
		言语过多者	
5	生理因素	老年人牙齿脱落影响咀嚼功能者	
		老年人咳嗽、吞咽反射减退者	

注：有上述风险因素之一者均列为噎食危险者，具有上述两种以上风险因素者列为噎食高风险者，需制订相应护理措施防范意外发生，每周评估一次。

（2）发生噎食的护理措施

①遇有噎食突发事件的准备：护士在等待医生到来前要进行力所能及的

急救措施；保持呼吸道通畅至关重要：彻底清除口腔食物，手法清除，腹部冲击急救法，仔细听患者呼吸音；另外一人紧急通知医生后推抢救车（抢救车：抢救箱、输注液体，心电监护仪）；备好环甲膜穿刺粗针头；建立两条静脉通道；进行心电图、心电监护等措施（监测心率、呼吸、血氧饱和度、血压，如有时间及时打印留下客观资料）。

②腹部冲击急救法：操作要点如图 9－2。

腹部冲击急救法——站立法，适用于清醒患者。

A. 护士站在患者背后，用两手臂环绕患者的腰部。

B. 一手握拳，将拳头的拇指一侧放在患者胸廓上和脐上的腹部。

C. 用另一手抓住拳头、快速向内上冲击压迫患者腹部。

D. 重复以上手法直到食物排出。

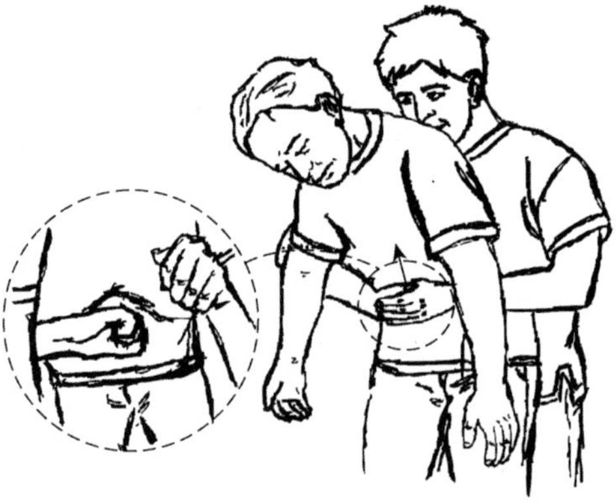

图 9－2　腹部冲击急救法（站立）

腹部冲击法—平卧法，适用于昏迷患者。

仰平卧，护士面对患者，骑跨在患者的髋部；用一手置于另一手上，将下面一手的掌跟放在胸廓下脐上的腹部，用你的身体重量快速冲击压迫患者的腹部，重复直至食物排出。

（3）环甲膜穿刺术

①物品准备：16 号粗针头（抢救箱内）；氧气；吸氧管道。

②操作方法

A. 穿刺点：甲状软骨和环状软骨之间，如图 9－3；

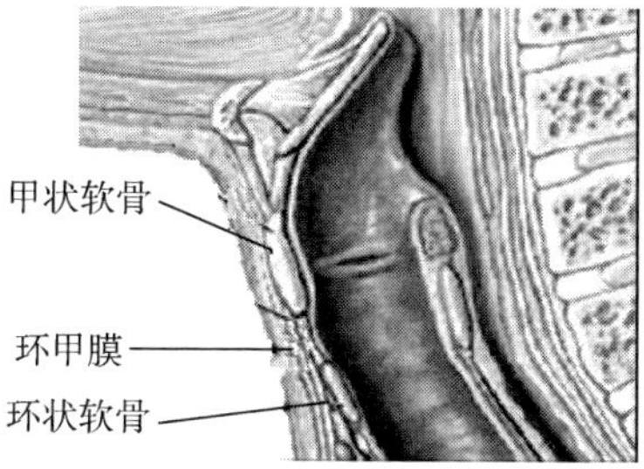

图 9－3　环甲膜解剖位置

B. 穿刺操作方法

a. 将患者平卧，头后仰，挺伸下颌 90 度垂直于地面，如图 9－4。

b. 左手示指和拇指固定环甲膜处的皮肤。

c. 右手持注射器垂直刺入环甲膜，到达喉腔时有落空感，穿刺时进针不要过深，避免损伤喉后壁黏膜。

d. 回抽注射器有空气抽出，确定针尖在喉腔内。

e. 固定粗针头于垂直位置。

f. 穿刺成功接氧气管给予高流量（4～6L/h）吸氧。

g. 若感觉气道不畅可继续清理气道（注意穿刺针的控制与保护）。

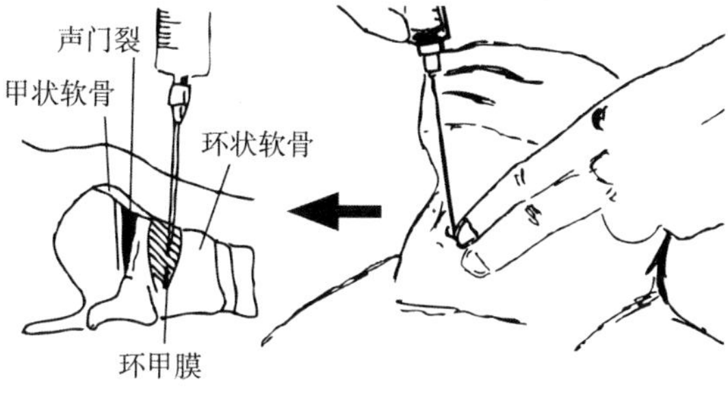

图 9－4　环甲膜穿刺术

C. 拔除操作方法

a. 病情稳定后迅速拔除环甲膜穿刺针，针头拔出以前应防止喉部上下运动，否则容易损伤喉部的黏膜。

b. 拔除后应立即以消毒纱布压迫穿刺点片刻。如穿刺点皮肤出血，压迫的时间可适当延长。

D. 护理

a. 未拔除前应由专人负责固定穿刺针，防止滑脱或刺入过深致刺破食管。

b. 密切观察穿刺部位的出血情况。

c. 维持呼吸道通畅，防止管道受压、扭曲及折叠。

d. 及时清除口腔内食物和呼吸道分泌物。

e. 医生应及时于喉镜下取出食物。

f. 联系家属建议去外院手术取出。

（4）心肺复苏注意点

①A、B、C 步骤是心肺复苏的基础，重中之重，但作为院内患者出现的心跳呼吸停止，实施的心肺复苏应在此基础上结合我院实际情况充分利用现有资源尽早地进行 A－B－C－D－E－F－G－I 的复苏抢救程序中可用资源。

②对于某些封闭精神科病房，患者家属不在事件现场及家属易引起质疑问题的特点，不应该仅停留在院前急救水平，在有足够人员做 BLS 的基础上，应尽早为患者进行气道开放，心电监护，静脉给药，床边心电图，更应该在不影响必做急救措施的情况下提供早期的客观资料依据指导复苏。

3. 噎食风险管理制度

护理管理者重视噎食风险因素，护理部做好噎食风险管理指导，制定噎食风险管理制度。

（1）组织好培训和考核，提高护士噎食风险防范意识和专业素质。

（2）建立奖惩制度，对责任心强、杜绝噎食事件发生者给予奖励。

（3）切实做好提示，凡存在噎食风险患者设有防噎食护理标识，明显标注于患者病历、床头卡、餐桌上。

（4）根据患者特点，安排患者进餐，将有噎食风险的患者固定餐桌，专人看护。

（5）所有医护人员除抢救、特殊治疗外均应到餐厅照看患者进餐，进餐中密切观察。

（6）食品进行集中管理，专人发放。

（7）与家属有效沟通，告知患者存在噎食风险情况，宣教饮食护理计划及患者适宜进食食物。临床护士长动态地做好噎食风险评估及管理，要求各班次护士对噎食风险动态评估，确定风险，及时采取针对性护理措施。

①针对牙齿缺如影响进食风险：除注意进食安全，还应注意食物的选择，粗糙、带骨、黏性、太干硬的食物禁吃，如豆芽、煮鸡蛋、多刺的鱼、年糕、

油饼、干硬的点心等；并视患者牙齿缺如影响进食程度给予流食、半流食、软饭。为保证营养和口感可选择将普食打碎。

②针对大口仓促进食行为风险：动态观察患者有无食欲亢进或严重饥饿感所致的进食速度过快或吞食，进餐时不断提醒患者缓慢进食，把握进食速度，以不哽咽为好，及时发现并阻止其大口仓促进食。注意一次量的把握和一口量的把握。一次量的把握：限定一次的进食量，先给一部分，吃完再给，每次给一汤匙；一口量的把握：量要合适，不可过多，根据患者个体情况而定。必要时可喂食。煮鸡蛋把蛋黄用开水化成流汁，馒头用菜汤泡吃或撕成小块。进餐时不可催促患者，进食后检查口中食物是否全部吃下，有无堵在咽部、腮颊等部位，进食后让患者喝少量水。

③针对抢食行为风险：进食时将患者安置于重症室，单独进餐。对精神症状丰富患者加强病情的掌握，就餐时防止其受症状支配突然冲动抢食。防止患者带食物进病室，导致噎食的发生。

④针对各种原因引起的吞咽障碍风险：无论是由于服用抗精神病药物引起的咽喉肌群共济失调、躯体疾病所致的吞咽功能障碍，或是做完无抽搐电休克等治疗后吞咽功能尚存在障碍的精神疾病患者尤其注意进食过程中的观察与防护。重视抗精神病药物不良反应对吞咽功能的影响。发现患者有锥体外系反应或原有不良反应加重，如呛咳、发音不清、口水外溢等症状，及时向医生反映，遵医嘱酌情给予拮抗剂、减少药物剂量或更换药物，并动态观察进食吞咽障碍的进展和变化，必要时专人喂食或给予鼻饲。

⑤针对进食自理缺陷风险：可给予喂食，卧床患者喂食时注意体位，以半卧位为佳，抬高床头不低于30°，同时让其颈部略前倾，这样容易引起咽反射，可减少噎食。此外，为防止食管反流造成的噎食，嘱患者进餐后应保持坐位至少半小时；卧床患者刚喂食后停止翻身等操作。

⑥针对有癫痫疾病风险：进食时给予安静的环境，注意态度和言谈举止，尽量避免不良因素的刺激诱发癫痫发作致噎食。此外，进食含盐过高食物及进食量过多也易诱发癫痫发作，护士应为其选择低盐饮食并耐心地解释劝导患者控制进食量，不可强行、生硬制止。

⑦针对情绪不稳时进食风险：患者受精神症状影响时情绪控制能力较差，情绪不稳时进食易发生噎食。护士要及时、全面地掌握患者的精神症状及情绪变化，避免嘈杂的环境加重患者的烦躁情绪，不能平静进食。发现患者情绪波动较大时应暂缓其进食。

⑧加强风险评估：采用三级护理质控管理制度，由责任护士每天对患者进行评估，由护士长对重点患者、重点时段、重点环节的管理加强护理记录的检查。

三、吞咽困难案例应用

患者，女性，76岁，退休，诊断：①血管性痴呆；②陈旧性脑梗死；③老年性脑萎缩；④高血压；⑤2型糖尿病；⑥高脂血症；⑦轻度贫血；⑧老年性骨质疏松；⑨便秘；⑩肾占位性病变；⑪甲状腺功能异常；⑫脑电图异常；⑬间质性肺病。

主诉：记忆力下降，日常生活能力下降近8年。

现病史：2010年4月（患者当时70岁）无明显诱因逐渐出现记忆力下降，以近事遗忘为主，如有时记不得早上吃过什么饭，生活自理差，需人照顾，头颅CT提示“腔隙性脑梗死”，未予特殊处理。家人发现患者做事越来越糊涂，经常忘记随身物品放在哪儿，几乎天天找钥匙，看不懂手表时间，对简单的事情不会处理或处理不得当，如穿衣服时将肥大的衣服穿在里面，把瘦小的衣服套在外面，穿裤子穿不上时就用剪子将裤筒剪下一截，经常把水杯放在电视上，家人阻拦，患者则说电视也需要喝水等，时常无目的来回走动或翻腾衣服，诊断为：①阿尔茨海默病性痴呆；②未分化型精神分裂症，给予奥氮平5~10mg/日治疗42天，石杉碱甲200mg/日治疗42天，于2011年2月24日好转出院，院外坚持服药，但病情时有波动。患者病情再次波动，在家里无目的来回走动或整理衣物，唱歌，夜不眠。家人难以护理，入院诊断：血管性痴呆，给予富马酸喹硫平125mg/d治疗，病情稳定，记忆力差、智力减退，有时言语行为较乱，生活不能自理需人照顾。患者近1周来，进食良好，夜眠可，小便正常，便秘。体重未见明显变化。患者高血压病史20余年，曾长期服用硝苯地平缓释片降压治疗（具体不详），近两年未再服用降压药物，血压正常。最近一次住院期间被诊断为2型糖尿病，服伏格列波糖片降糖治疗，目前血糖稳定。外院行头颅CT提示“腔隙性脑梗死”。头部CT：多发性腔隙性脑梗死；脑萎缩（与患者年龄基本相符），诊断：老年性脑萎缩，未特殊处理。住院期间，查血脂升高，诊断为高脂血症，现饮食控制及口服脂必妥片治疗中。住院期间，诊断为肾占位性病变、甲状腺功能异常，定期复查，动态观察病情中。便秘，予通便灵胶囊通便治疗，目前大便正常。住院期间诊断脑电图异常，动态观察中。诊断轻度贫血，治疗中，好转。诊断老年性骨质疏松，予葡萄糖酸钙片治疗中。

既往史：患者无明显诱因出现精神异常，表现：兴奋话多、语乱、行为怪异，在北京一家医院诊断为“精神分裂症”，住院治疗（具体不详），症状完全缓解后出院，出院后生活、工作如常。患者曾因左膝髌骨骨折住院治疗期间出现话多、敏感多疑、易怒。怀疑护工弄坏自己东西，认为家人对自己不好、帮着外人说自己的坏话，动作多、怪异，语乱，东张西望，眼神恐惧，夜不眠，诊断为“未分化型精神分裂症”，给予氟哌啶醇、奥氮平等药物治疗，好转出院。自出院后患者逐渐出现记忆下降，诊断为血管性痴呆，详见现病史，上述“精神分裂症”症状已不明显。患者高血压病史20余年，糖尿病病史3年，高脂血症2年，详见现病史。既往患低钾血症多次，经治疗已愈。曾因左膝髌骨骨折行手术治疗，具体不详。腔隙性脑梗死、老年性脑萎缩、肾占位性病变、甲状腺功能异常、便秘、轻度贫血、老年性骨质疏松详见现病史。曾患消化道出血，治疗已愈。否认高热惊厥史；否认肝炎、结核等传染病病史；否认心脏病等其他重大躯体疾病病史；否认颅脑外伤、输血及中毒史；否认食物、药物过敏史；否认职业病、地方病史；预防接种史不详。

【提出问题】

根据此案例如何对患者进行吞咽困难评估（采用标准吞咽功能评定（SSA））

1. 临床检查（8项）（各项评分均达1分进行下一步）

（1）意识：此患者对问话不能正确回答（由于认知缺陷引起），但患者未处于嗜睡状态，会对威胁产生回避动作，故判断患者意识为清醒，给予1分。

（2）头与躯干的控制：患者坐于轮椅上可以保持坐位的稳定，能够保持身体平衡可以持久，给予1分。

（3）呼吸方式：患者呼吸均匀有力，无呼吸困难，甲床及口唇无青紫，给予1分。

（4）唇控制（唇闭合）：患者口唇可以自由闭合，无闭合不紧、流涎等问题，给予1分。

（5）软腭运动：患者可自行吞咽唾液，无流涎问题，给予1分。

（6）喉功能（声音强弱（发［a］、［i］音））：患者不能根据要求进行发音，但患者可自主发出类似的声音，给予1分。

（7）咽反射：患者对于咽部刺激存在相应反射，给予1分。

（8）自主咳嗽：患者可自行咳嗽（患者不能按指令进行，需平时观察得出结论），给予1分。

2. 饮一匙水（量约5ml）重复3次（6项）（各项评分均达1分进行下一步）

（1）口角流水：患者存在1次口角流水现象，故给予1分。

（2）吞咽时有喉部运动：给予1分。

（3）吞咽时有反复的喉部运动（重复吞咽）：患者在第三次实验饮水时吞咽动作为3次，故给予2分。

（4）咳嗽：在第三次实验饮水后，患者出现1次咳嗽行为，给予1分。

（5）哽咽：无，给予1分。

（6）声音质量（吞咽后喉功能）：患者声音在第三次实验饮水后略显沙哑，故给予2分。

注：此步骤为三次饮水实验，如患者在第一、二次任何一次饮水实验过程中产生大于1分的问题，即刻终止本评估，患者已存在吞咽困难，为保护患者安全不再继续进行评估。

3.（本患者在第二步时未取得最低分，本评估应即刻停止，但为示范评估过程，本案例继续进行评估，此步骤仅为模拟评估，未真实为患者实行）饮一杯水（量约60ml）（4项）（各项评分均达1分进行下一步）。

能够全部饮完：此评估项应记录患者所用时间，并记录于评估表格中，此实验患者应能够一次饮完。

（1）咳嗽：观察患者在饮水时是否有咳嗽行为。

（2）哽咽：观察患者在饮水时是否有哽咽行为。

（3）声音质量（吞咽后喉功能）：观察患者在完成饮水实验后声音音质是否发生变化。

（4）标准吞咽功能评定（SSA）以18分为界限，>18分为有风险。

此患者评估结果为存在吞咽风险。

【护理措施】

依据中国吞咽障碍康复评估与治疗专家共识组中国吞咽障碍康复评估与治疗专家共识（2017版）给出以下护理措施。

加强营养管理。营养是吞咽障碍患者需首先解决的问题，若无禁忌证，推荐使用肠内营养，对于肠内营养不能满足需求或有禁忌证的，可选择部分或全肠道外营养。

（一）营养给予方式

应根据患者营养的主客观评估指标及功能状况选择经口进食或经鼻胃管喂食，也可间歇性经口胃管或食管喂食。胃食管反流严重者可经鼻肠管喂食、经皮内镜胃造瘘术给予胃空肠喂养或全肠道外营养等。由于患者可能会误吸反流的肠内喂养食物，替代的喂养方式并不能完全杜绝误吸的发生。根据国内外的报道，结合中国的文化，留置鼻胃管超过 4 周的患者，建议给予胃造瘘术，通过胃管实施直接胃或空肠喂养。医护人员要帮助患者理解自身病情，告知其自身健康（呼吸、营养、补液等方面）可能因此受到的影响和预后。

（二）营养给予的量

对于病情平稳的吞咽障碍患者，根据活动和消耗情况推荐 25～35kcal/（kg/d），对于重症、病情不稳的患者，可适当减少热量至标准热量的 80% 左右，蛋白质的供给按 1～2g/（kg/d）标准，水的供给参考标准为 30ml/（kg/d），根据情况增减，对于管饲患者，普通食物经加水稀释成流质食物后能量密度较低，往往达不到目标量，建议使用专用肠内营养素提高能量密度，特别是对于反流误吸严重的患者，推荐使用高能量密度肠内营养。

积极促进吞咽功能恢复，此类方法旨在通过改善生理功能来提高吞咽的安全性和有效性，如提高吞咽肌肉收缩力量、速率和肌肉的协调能力，以达到安全有效的吞咽。

（三）口腔感觉训练技术

这是针对口腔期吞咽障碍患者的口腔浅深感觉、反射异常设计的一系列训练技术，旨在帮助改善口腔器官的各种感觉功能，目前行之有效的口腔感觉训练技术包括冷刺激训练、嗅觉刺激、k 点刺激、振动训练、气脉冲感觉刺激训练等口腔感觉训练方法，临床实践效果满意。

1. 冷刺激训练：使用冰棉棒刺激或冰水漱口是一种特别的感觉刺激，适用于口腔感觉较差的患者。

2. 嗅觉刺激：嗅觉刺激多用芳香味刺激物，故又称芳香疗法，芳香疗法是通过芳香物质中的小分子物质（芳香小分子）刺激嗅觉来达到对嗅觉的调节及对嗅觉信息传递的促进作用，包括黑胡椒、薄荷脑刺激等。

3. 味觉刺激：舌的味觉是一种特殊的化学性感觉刺激，通常舌尖对甜味敏感，舌根部感受苦味，舌两侧易感受酸味刺激，舌体对咸味与痛觉敏感，将不同味道的食物放置于舌部相应味蕾敏感区域，可以增强外周感觉的传入，从而兴奋吞咽皮质，改善吞咽功能。

4. 口面部振动刺激：用改良的振动棒刷擦口腔内颊部、舌部或面部，给予这些部位深感觉刺激，提高口颜部的运动协调能力，此方法的刺激范围较手工操作刺激广，振动频率和强度可随时调节，适用于不同年龄段的吞咽障碍患者。

5. 气脉冲感觉刺激：通过气流冲击刺激口咽腔黏膜诱发吞咽反射，提高口咽腔黏膜敏感性，加快吞咽启动。与电刺激相比，气体刺激患者无不适感，且无误吸风险，安全性高，尤其适用于因严重认知障碍不能配合其他治疗的成人及儿童患者。

6. 冰酸刺激：吞咽前在腭舌弓给予冰酸刺激，可以提高口咽对食团知觉的敏感度，减少口腔过多的唾液分泌，并通过刺激脑干的激活系统，提高对食物的感知和对进食吞咽的注意力。本训练适用于口腔温度觉和味觉较差的患者。

7. k 点刺激：k 点（k－point）位于后磨牙三角的高度，腭舌弓和翼突下颌帆的中央位置，可选择专用的小勺、普通棉棒或手指等方法刺激该点，目的是促进张口和诱发吞咽反射，适用于上运动神经元损伤后张口困难的患者，对于认知障碍及理解力下降的患者也可用。

8. 深层咽肌神经刺激疗法（deep pharyngeal neuromuscular stimulation，DPNS）：该方法利用一系列的冰冻柠檬棒刺激，改善咽喉的感觉运动功能，刺激时着重强调 3 个反射区：舌根部、软腭、上咽与中咽缩肌，达到强化口腔肌肉功能与咽喉反射。

9. 改良振动棒深感觉训练：利用改良振动棒可提供口腔振动感觉刺激，通过振动刺激深感觉的传入，反射性强化运动传出，改善口腔颜面运动协调功能，此种训练在临床实践中并未出现任何不良反应，配合度高、依从性好的患者也可以在家中训练。

【针对性护理措施】

1. 专人看护下进餐，控制每次入口的食物量，以患者 1～2 次吞咽将口中食物咽下，不在口腔中残留食物为宜。

2. 改变食物的质地，此处可参考 VFSS 检查结果，确定适合患者的食物质地，建议不可太过激进，尽量保留食物的基本特质，维持老人的咀嚼功能。

3. 饮水易发生呛咳，可考虑使用增稠剂，增加饮用水的稠度，减少误吸的可能，增稠剂的选用建议使用以蛋白质为主的增稠剂，避免使用纤维素为主的增稠剂。

4. 体位的保持，老人进餐时如无特殊需要，应让老人以坐位或者半卧位进餐。

5. 针对此老人，给予冰酸刺激进行吞咽功能的训练。

6. 保证老人营养的均衡，在保留食物营养素不流失的情况下，将食物尽可能制作得细小，但也应保留食物的基本味道。

7. 老人的口服药物尽可能选用水剂或者较小片剂，避免使用胶囊类药物，如不可避免，可指导老人在吞服胶囊类药物时应抬高下颚吞服。

四、有噎食风险患者的护理措施

【口腔运动训练技术】

1. 口腔器官运动体操　徒手或借助简单小工具做唇、舌的练习，借以加强唇、舌、上下颌的运动控制、稳定性及协调、力量，提高进食咀嚼的功能。

2. 舌压抗阻反馈训练　通过应用舌抗阻反馈训练装置改善舌流体静压，提高舌活动能力的一种训练方法，常用工具有美国爱荷华口腔行为仪（iowa oral performance instrument，IOPI）等，也可以使用带有水囊的自制导管，这是一种直观地将患者舌的抗阻上抬能力通过压力值显示的正反馈训练技术。

3. 舌肌的康复训练　使用舌肌康复训练器（吸舌器）被动牵拉或在舌活动时施加助力和阻力，提高舌肌力量，不仅用于牵拉舌，也可在唇、舌、面颊部等肌肉运动感觉训练中使用。

4. masako 训练法　吞咽时，通过对舌的制动，使咽后壁向前运动与舌根部相贴近，增加咽的压力，加快食团推进，可增加舌根的力量，延长舌根与咽喉壁的接触时间，促进咽后壁肌群代偿性向前运动。

5. shaker 锻炼　又称抬头训练，目的是提高食管上段括约肌开放的时间和宽度，促进清除吞咽后因食管上段括约肌开放不全而引起的咽部残留食物。

综上所述，口腔感觉运动训练适应证包括以下几个方面。

（1）唇闭合障碍、张口障碍、舌无力无法伸出唇外、软腭上抬幅度不足等运动障碍。

（2）口腔感觉障碍。

（3）流涎、食物在口腔弥散不能形成食团、食物无法被运送到咽部等口腔期吞咽障碍，强化感觉刺激通过增加脑干吞咽中枢的感觉信息输入，更早触发吞咽活动，对吞咽的启动和调节至关重要。

【代偿性方法】

代偿性方法是旨在用一定的方式代偿口咽功能，改善食团摄入，而并不会改变潜在的吞咽生理的治疗技术，专家们认为下列代偿技术应优先推荐。

（一）食物调整

食物的性状影响吞咽的过程，通过调节食物的性状，可以让部分吞咽患者安全有效地进食。

1. 液体稠度的调整 根据吞咽造影检查结果，针对单纯饮水呛咳的患者，可以加凝固粉（目前市面此类产品基本上分为改良淀粉和黄原胶两类，但商品名称不一）将液体（果汁、牛奶、茶、汤等）增稠，减少误吸和呛咳的机会。

2. 食物质地的调整 根据评估来选择食物质地，如软食、切碎的食物、爽滑的浓流质、稀流质，食物质地可参照国际吞咽障碍者膳食标准行动委员会建议的质构等级，依据质构特性可把食物分为8个等级。

3. 一口量的调整 调整每口进入口腔的食物，旨在利于口腔期食团形成、食团向咽腔推送以及顺利进入食管，推荐的进食一口量以5～20ml为宜，建议进行体积黏度筛查实验（V－Vst）或吞咽造影检查（Vfss）后选择合适的一口量。

（二）吞咽姿势的调整

吞咽时，通过头颈等部位的姿势调整，可使吞咽通道的走向、腔径的大小和某些吞咽器官组成结构（如喉、舌、杓状软骨）的位置有所改变和移动，避免误吸和残留，消除呛咳等症状。此方法能保持患者的正常生理功能，不需要患者在吞咽时特别地用力，适用于神经系统疾病（如脑卒中）、头颈部肿瘤术后等情况，不同年龄的患者均可采用，无不良反应。

（三）进食工具的调整

根据评估结果，儿童可选择母乳喂养、奶瓶喂养、茶匙、杯子、吸管或其他喂食工具，成人则选择杯子、勺子、吸管、缺口杯或运动水杯等。专家们提醒进食工具应充分考虑安全、方便适用。

（四）环境改造

环境的调节如减少干扰、降低噪音、增强照明、促进社交互动可以改善进食体验，医务人员应学会行为干预治疗，辨别哪种行为策略能改良饮食过程并告知小组其他人员，其中包括进食前、中、后的情境策略、言语提示、书面提示和标志、身体提示、视觉提示等。

（五）治疗性经口进食的护理

根据吞咽障碍患者临床评估和仪器检查的结果，结合语言治疗师的意见进行。

1. 为患者选择和调配合适的食物种类和性状，以均衡营养为主，可适当考虑特殊营养成分的补充，如肠内营养素等。理想的食物性状：密度均匀，黏度适当，有一定硬度，不易松散，通过咽部时易于变形且不易残留。食物质地应根据吞咽障碍的程度，本着先易后难的原则来选择准备食物，糊状食物不易误吸，液状食物容易误吸。进食顺序是先糊状食物，吞咽功能明显改善后逐渐过渡到软饭等食物，最后可进食普通食物和液体食物。

2. 为患者选择适宜的餐具和环境：根据患者的功能情况尽量选用适宜、得心应手的餐具，包括羹匙、碗、杯子、吸管等，有利于顺利地完成进食。

3. 指导患者进食：包括进食姿势、食物的调配、一口量、进食方式的调整等，确保安全有效进食，减少营养不良发生的机会。

4. 对患者经口进食过程严密观察并记录。

（六）服药的管理

吞咽障碍患者服药时往往存在一定困难，即使通过鼻饲管和胃造瘘管送药也有一定内在的问题，通常所采用的方法是将药物碾碎，用水溶化，然后经过鼻饲管或者胃造瘘管送入胃内，也可以采取改变药物成分和给药途径的方法，但并不是所有药物都适合于碾碎后服用，这样可能会改变药物的药代动力学或者效能，将几种药物在一个碾钵中碾碎混合并一起服用，也可能造成药物之间的相互作用。因此，管理吞咽障碍患者时，应该咨询医院内药师或药物信息中心，寻求最适当、最安全的给药方法。

（七）护理人员的其他角色

1. 协调者 吞咽障碍的评估与治疗是一个多专业人员参与并密切协作的过程，团队成员包括患者本人及临床相关科室的医生、言语治疗师、作业治疗师、物理治疗师、放射科技师、耳鼻喉科技师、护士、社会工作者、照顾者、家属等。护士作为患者最直接也是最频繁的接触者，一方面是医疗护理措施的执行者，另一方面也是患者对吞咽障碍治疗与护理的反馈者，承担着患者及家属与医疗团队间的协调工作。

2. 治疗者 护士作为吞咽障碍管理团队中的重要成员，尤其是在非康复科室以及欠发达地区或康复治疗师不足的情况下，很多时候扮演着吞咽障碍治疗者的角色，护理工作范畴可涉及吞咽障碍的康复及护理、运动障碍的康复及护理、肺功能的锻炼等多个方面。

（八）风险管理

1. 知情同意 专业人员在进行评估和治疗前应向患者充分说明检查或治疗的目的、可能存在的风险，取得患者的同意和配合，专业人员要熟知各项评估和治疗的禁忌证、存在的风险，对于风险较高或有潜在损伤的检查或治疗前必须签署知情同意书。

2. 预防和处理紧急情况 特别是常见误吸、窒息时的处理，突发癫痫的处理等，各单位应制定相应的应急预案，建立与其他科协作的快速通道，并进行人员培训。

附：噎食抢救流程

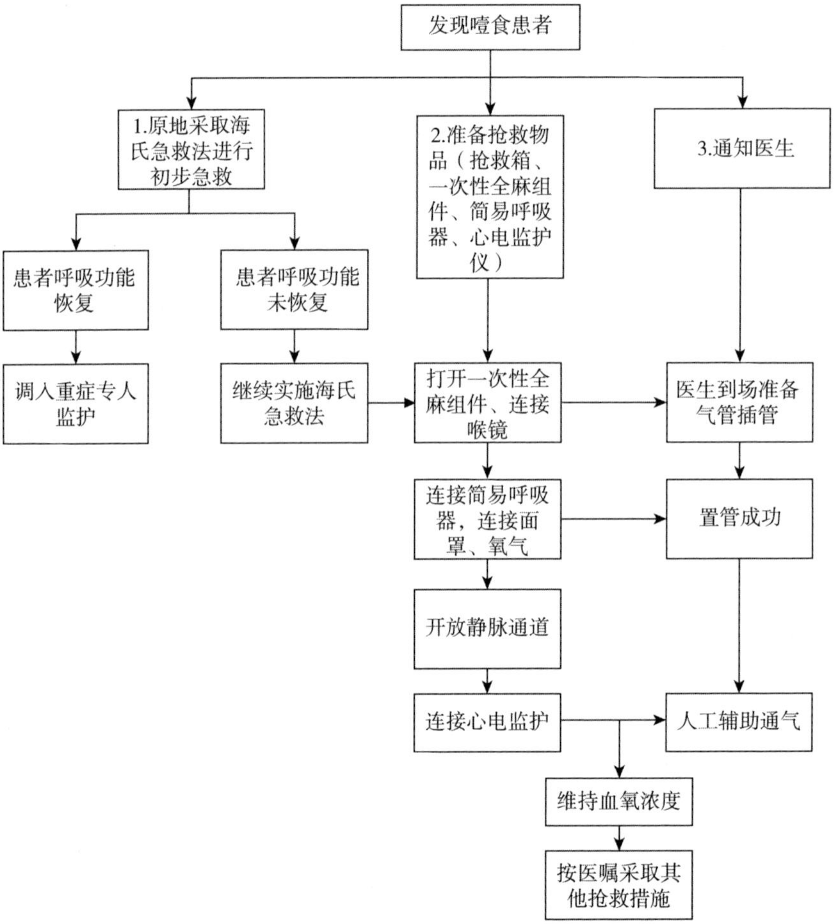

（王 冲 费 琤）

第十章　患者外走风险的评估

住院精神病患者外逃是精神科护理工作中较为常见且棘手的问题之一。患者外逃不仅会使治疗中断，而且还可能导致走失、自伤、他伤、伤害他人或其他多种严重后果，常给患者、家庭、社会造成不良影响，极易导致医患纠纷。因此，护理人员应具备患者外走行为的预判能力，掌握外走的防范措施，严防患者外走行为的发生。

一、外走的概念

外走行为是指患者在没有准备或没有告诉家人的情况下突然离家外出。对精神疾病患者而言，外走行为是指患者在住院期间，未经过医务人员批准，擅自离开医院的行为。由于精神疾病患者自我防护能力较差，外走可能会给患者本人或他人造成伤害或严重后果。因此，医务人员需要掌握识别患者外走征象的能力，以更好地预判患者的外走风险。

二、外走风险的评估工具

（一）外走的先兆表现

患者在外走之前往往会表现出行为和言语的征象，如：患者常否认有病，拒绝治疗，不安心住院，有强烈的出院需求，表现出相应的言语和行为，常在门口徘徊，纠缠医生、护士要求出院。具体如下：

（1）意识清楚的患者，多采用隐蔽的方法，寻求外走的机会，如常在门口附近活动，趁门前人员杂乱或工作人员不备时外走，有些患者事先计划好，在探视时通过非监护人适当更改装束回避工作人员监护达到外走目的，或者在外出检查或活动过程中东张西望，了解外出的路线，趁机外走。

（2）意识不清的患者通常不知避讳，会旁若无人地从工作人员身边走出，外走无目的、无计划，一旦外走，寻找困难且危险性大。

（3）部分患者外走前表现为不安心住院、焦虑、坐卧不安、睡眠障碍，关注周围环境和人员的变化，寻找外走的途径等。

（二）外走的影响因素

我们只有在全面了解患者需求后，才能对患者是否会出现外走做出正确的预判，影响患者外走的因素包括以下几个方面。

1. 自知力丧失　精神病患者受精神症状的支配，否认自己有精神病，不安心住院，认为住院是对其的迫害，拒绝接受治疗，而想方设法离开医院；而有的患者对自己的疾病缺乏正确的认识，认为自己的病已康复，不需要再住院治疗。

2. 受精神症状支配　如受幻觉、妄想的影响，患者认为住院是对其的人身迫害，或受幻听的支配而逃离医院，或为实现某种病态心理而脱离医院，如上访、告状、复仇等。

3. 自杀观念　有消极观念的患者有自杀的想法，因医院防范严密，无法达到目的，伺机离开医院后自杀；有自杀观念的患者达不到目的而寻找机会而离开医院。

4. 意识障碍　处于朦胧状态或意识不清楚的患者，也可能受到错觉和幻觉的影响为躲避恐怖或迫害而外走。

5. 智能障碍　如严重精神发育迟滞和严重痴呆患者，因认知存在严重障碍，尤其是存在记忆力或定向力障碍时，外走后找不到回来的路。

6. 家庭支持系统缺乏　患者长期住院治疗，缺少家人的探望和情感安抚。患者有出院需求，但家属又不能接其出院，患者需求得不到满足时而寻机逃离医院。

7. 封闭的病房管理模式　住院限制了患者的自由，患者容易因感到住院生活苦闷、单调、受拘束和限制，处处不自由，对治疗和护理产生恐惧感，牵挂家庭、想念孩子等而外走。

8. 抗精神病药物副反应　患者服用抗精神病药物治疗而出现药物副反应，不能忍受药物副反应产生的躯体不适而出现外走行为。

9. 工作人员因素　工作人员责任意识淡薄，安全意识不强，违反操作规程，未按规定巡视，对外走高危因素患者的管理不到位，交接班制度不严，工作方法简单，对外走高危因素的评估能力欠缺，缺乏沟通技巧，给患者以不良刺激，使患者产生厌恶心理而外走。

10. 心理因素　患者担心住在精神病院，会受到社会的歧视，影响自己的前途和名誉。

（三）目前临床常用的外走评估量表

目前临床常用的外走评估量表是外走危险因素筛查表（表 10－1）。

表 10－1 外走危险因素筛查表

项目	无证据 0 分	部分证据 1 分	明显证据 2 分
1. 有外走历史			
2. 寻找外走机会的言语表现：直接、间接			
3. 无自知力、拒绝住院			
4. 明显精神症状，如妄想、命令性幻听、其他幻觉等			
5. 被动（或哄骗）或强迫（或约束）入院			
6. 对治疗拒绝或不配合或感到恐惧			
7. 强烈思念亲人			
总分			

注：单项分数 2 分或总分高于 3 分，提示患者存在外走危险，分数越高其外走危险性越高。

三、外走风险的案例应用

【病例介绍】

患者王某某，男，35 岁，诊断：酒精依赖综合征。

主诉：饮酒 10 年，持续大量饮酒 5 年，停饮后大汗、心慌、手抖。

现病史：患者 2008 年（25 岁）起饮酒，起初因工作原因社交性饮酒或与朋友聚会时喝酒，饮酒不规律，具体饮酒量不详。2013 年初（30 岁）起，患者无明显诱因饮酒量大增，几乎每天都饮酒，不喝不行，每日能饮 46 度～52 度白酒 1 斤，最多能饮 52 度白酒 1.5 斤，酒后脾气暴躁，情绪激动，哭笑无常；酒后行走不稳，常跌倒。经常晨起空腹找酒喝，夜间不喝酒便不能入睡，当家属强制让患者断酒时，患者便和家人吵闹，反复劝说无效，坚持要饮酒。患者整日以饮酒为乐，严重影响正常生活、工作，近几个月因大量饮酒无法正常工作而不去上班，整日在家中饮酒。患者停酒后自觉全身难受，并出现手抖、出汗、心慌情况。家中护理困难由家属送入院，近 1 周来，患者进食不规律，饮酒后常不吃饭，体重明显减轻；夜眠差。

个人史：同胞三人，行二。

家族史：阴性。

体格检查：无异常。

精神检查：入院后患者戒断反应明显，行走不稳，双手震颤，多卧床休息，及时给予脱瘾治疗及促大脑代谢治疗。入院一周后患者戒断反应明显改善，行走自如，对治疗护理挑剔，焦虑无人接送孩子上学，想抽烟，工作人员不允许抽烟患者就认为自己住院没有自由、没有人权，扬言要出院状告工作人员。工作人员多采取安抚患者情绪的方式使其平复心情。入院第 10 日，家属前来探视过程中患者要求家属接其出院，家属对患者态度强硬并表示不会接其出院，患者情绪激动与家属发生冲突，并表示不出院就撞墙，遂由工作人员在征得家属同意的情况下遵医嘱给予医学保护性约束，并即刻给予氟哌啶醇注射液 5mg 肌内注射，患者当晚情绪得到控制，患者情绪平稳后及时解除约束。入院第 11 日，患者趁护士接待探视家属开门过程中，夺门而出，随后被医务人员在院区内追回，患者不认为自己有错误，仍不断要求出院，拒绝一切治疗。随后与患者进行深入沟通，患者表示自己根本不想戒酒，是家人强制送入院，对住院有抵触情绪，并且十分想念自己的儿子。

【提出问题】

根据本案例，如何为该患者进行外走风险评估？

【工具评估】

利用外走危险因素筛查表，评估患者有寻找外走机会的言语表现、无自知力、拒绝住院、强迫入院、想念亲人，评估患者总分为 8 分，有明显的外走倾向。

【护理措施】

（1）使用外走危险因素筛查表对患者外走风险进行评估，根据分值高低，动态调整评估频率，当患者外走风险总分低于 3 分后，可每周评估 1 次。

（2）根据患者风险评估结果，在患者有外走风险时在患者的床头卡、护士站提示板等位置设置风险提示标记，必要时可为患者穿着特殊病号服等方式让工作人员对患者引起注意。

（3）为患者讲解出院的正规流程，告知患者远离病房出入口附近，告知患者擅自外走的后果，当患者出现外走征兆或将要发生外走行为时，限制患者活动范围，必要时进行医学保护性约束。

（4）每日由责任护士对患者的需求进行评估，了解患者内心感受，对住院期间的合理需要，在保证安全的情况下给予满足。

（5）根据患者的既往经历，与患者共同分析因酒精依赖对自己生活的影响，帮助患者认识到疾病的危害，树立战胜疾病的信心。

（6）联系患者家属，定期带患者儿子来探视，满足患者想念亲人的要求。

（7）让患者利用打电话、远程视频探视现代化等多媒体工具，多渠道、多途径地与妻子和儿子联系，进一步满足患者的亲情需求。

（8）联系家属与患者的主管医生进行座谈，对患者目前病情进行全面分析，为患者确立详细治疗方案，预估住院治疗的时间，让患者对出院时间有大致预期。

（9）根据患者既往喜好，为患者制定丰富的住院活动和康复方案，鼓励患者在住院期间交友。

（10）组织病房内的其他酒精依赖患者共同进行团体活动，鼓励患者分享自己的戒酒愿望与经历，鼓励患者表达自己的愿望并相互支持。

四、有外走风险患者的护理措施

（一）加强风险技能培训，落实风险评估

通过对外走情况分析，建立高危外走筛查评估表。认真筛查高危外走患者，对新入院、司法纠纷、精神活性物质滥用、自杀者、不安心住院者重点评估，并及时做好交接，将高危患者告知主管医生，加强沟通及治疗。

（二）严格执行安全制度，按时巡视

严格床位管理，安排外走高危患者入住重症监护室，固定病床，活动于护士可控范围内，活动、如厕等予以陪同，按时巡视，必要时专人看护；贴“防外走”风险警示标识，必要时遵医嘱行约束保护；熟悉患者病史，了解患者心理动态，密切观察病情及外走动向，满足合理要求，提升患者住院治疗的依从性；做好护理文书书面记录，严格落实床旁交接班；对有出院要求及外走企图严重患者报告医生采取相关措施；患者外出活动或做检查要有专人陪伴，探视时要做好家属的宣教工作；病区根据工作情况，明确重点环节值班人员岗位衔接与工作协调细则，防范患者伺机外走。

（三）开展文娱活动

住院精神病患者初到病房，往往感到孤独寂寞，护理人员可根据具体情况为其安排工娱活动，转移其注意力，使其心情愉快，且能较快地与病房其他病友和睦相处，消除其紧张、焦虑及恐惧等不良情绪。当然，了解每位住

院精神病患者的兴趣爱好也具有重要的临床意义，满足住院精神病患者合理要求，鼓励其参加喜爱的活动，安排体力活动，宣泄缓解紧张、焦虑及恐惧等不良情绪。争取得到患者家庭和社会的支持，使患者能够安心住院治疗，避免外走行为的发生。

（四）加强病房安全检查

每周进行病房的安全检查，包括门上的钉、螺丝是否松动，窗户是否损坏，病房内所有设施的安全状况，防止住院患者跳窗逃走造成严重后果。同时，每位工作人员都要管理好自己的钥匙及随时警惕住院患者尾随其外出，避免住院患者处心积虑地想拿到病房钥匙，为其外走做准备。

（五）提高护理质量，满足患者合理需求

护理人员要端正服务态度，以接纳的态度与患者建立良好的护患关系；对于患者的合理要求要尽量满足，解决不了的要做耐心细致的解释工作，避免态度生硬；多与患者谈心，疏导、安慰，及时发现外走先兆，及时制止，防患于未然；丰富患者生活，鼓励患者参加文体活动，使患者心情愉快，消除恐惧和顾虑，使之安心住院治疗。

（六）知识宣教

加强患者疾病相关知识宣教，提高患者对自身疾病的认识能力，从而提高住院依从性；病区制定患者健康教育内容，由高年资或护理责任组长负责，每周开展两次健康讲座，健康宣教形式为讲座、发宣传册子、贴墙报等。指导患者运用正向的调适技巧来应对可能导致焦虑的压力情境。鼓励患者应用建设性防御机制控制焦虑，指导患者能进行一些减轻焦虑的技巧方法，如肌肉放松技术、暗示法等。

（七）加强家属的健康宣教

指导家属正确认识疾病，理解患者的痛苦和困境，关心尊重患者，减少家庭成员不良情绪对患者的影响。指导家属做好患者出院后的家庭护理，家庭护理应着重消除家庭应激源，改善不良家庭关系，化解家庭矛盾，防止复发。向家属讲述如何督促患者配合治疗护理，帮助患者合理安排工作、生活，督促患者定期到医院复查。

（八）外走后的注意事项

外走一旦发生，要立即上报有关部门，分析患者外走的可能路线，组织

人力按路线寻找，并及时与家属联系，取得合作；外走患者返院后，应安排患者适当休息，检查有无危险物品，给予心理安抚，待患者情绪稳定后了解患者外走的原因和经过，以便进一步制定防范措施，并重点交班，防止再次发生外走，切忌惩罚患者。

知识链接

香港地区精神障碍患者毅置安居计划

选择住院时间半年至2年，年龄18～65岁，不需要封闭式监管，精神状况稳定，有潜力在社会独立生活的患者为服务对象。将病房布置成家庭，在医生、护士、职业治疗师、社工的帮助下接受加强治疗，他们获得基本的独立生活技能的日间活动程序，加强治疗程序完成后，患者被安排回到社区。

第一阶段：入住毅置安居病房5周前，为选择患者阶段，要求接受服务的患者能够完成日间自我照顾、家务活动，参加各种工作、社交娱乐活动，排除药物成瘾（酒瘾除外）、精神发育迟滞（中度或以下）、痴呆等患者。

第二阶段：入住毅置安居病房1～12周，为个体安置程序计划阶段，在此阶段患者接受全方位的心理社会教育，完成精神卫生教育（如介绍精神疾病、介绍抗精神病药物、不良反应的管理等）、独立生活技能辅导（如个人照顾能力、身体训练、休闲安排等）、家务活动（如家庭琐事、衣物管理等）、社区生活辅导（介绍社区资源、重新安置家庭的辅导）的学习。

第三阶段：入住毅置安居病房13～36周，为活动准备和技能训练阶段，此阶段帮助患者重新安置住所，独自住在私人的房子或回归家庭。技能训练包括家庭技能（厨房家务活动、食品营养和饮食准备、家庭安全等）、维持技能（钱财管理、社会技能训练、自我服药等）、社会可接受性（性教育、应激管理、工作面谈技能等）、患者家属训练（让他们准备如何与患者住在一起）。同时，为没有家人的患者申请政府津助公寓。

第四阶段：回到社区后3个月，为积极的社区支持和追踪阶段，此阶段服务包括家庭访问、预防疾病复发、精神症状管理、介绍当地的社区资源、鼓励患者积极参加社区生活。满足精神障碍患者的合理需求，回归社区，从而最大程度上减少外走的风险。

（高　静　马贵君）

第十一章　药物副作用的风险评估

药物的作用都是一分为二的，用药之后既可产生防治疾病的有益作用，同时会产生与防治疾病无关甚至对机体有害的作用，前者称为药物治疗作用，后者则称为药物副作用。

一、药物副作用的概念

药物副作用是患者在服药后出现了与治疗效果无关的不适反应，通常较为轻微，属于可逆性的功能变化。研究发现，药物副作用产生的原因包括药物作用范围广、药物的选择性低，即药物在治疗剂量下可产生多个效应，某个效应用于治疗目的时，其他效应就成为副作用。而精神科的治疗药物更具特殊性，药理作用很广泛，主要作用于脑干网状激活系统、边缘系统及下视丘，还对循环、消化、内分泌、皮肤等均有影响。大部分抗精神病药物都可能引发患者出现不良反应，若副作用较为轻微，可自行缓解；而较严重的药物副作用，可导致患者死亡或出现难以恢复的后遗症，因此在临床上严密监测药物副作用的发生，早期发现和准确无误记录药物副作用对减轻药物副反应，减少药物对患者造成的伤害，准确反映病情则显得尤为重要。

（一）药物副作用的相关因素

1. 躯体疾病　如患者的病理状态，自身存在肝肾疾病、代谢综合征的患者应尤为注意，此类患者的药物副作用往往较为严重。

2. 个体差异　患者的性别、年龄、体重、精神因素等。其中高龄患者易发生药物副作用。

3. 遗传因素　药物副作用是由于个体间药物代谢的基因不同而引起的。体内药物活性酶含量在药物代谢中起着重要作用。P450 氧化酶可催化许多药物代谢。人体内药物活性酶的高低是直接决定药物代谢强度的主要因素。根据药物活性酶的含量不同，机体对药物代谢分为强代谢和弱代谢，弱代谢患者更易发生药物副作用。

4. 药物因素　药物品种、给药途径、药物剂量、给药次数及时间等，保证用物的准确性和针对性，可使药物副作用的发生率有效降低。

5. 其他因素 患者的不良生活嗜好如吸烟、饮酒、使用精神活性物质等，可产生药物之间的协同作用，增加了药物副作用的风险。

药物副作用的发生与上述因素有关，在用药过程中还应充分考虑患者的个体差异性，尤其是在用药过程中的临床护理观察，所以评估应是持续的、动态的，通常在用药前及用药两周、四周、六周应用相关量表进行测量，及时发现药物副作用进行干预处理。

（二）药物副作用的风险评估

评估前根据药物副作用的相关因素收集患者资料，包括病史资料、体格检查和神经系统检查以及血常规、血生化和心电图检查，综合上述信息，判断风险程度并制定相应的护理措施。药物副作用临床观察的内容包括以下几个方面。

（1）病情观察获得：患者行为毒性（兴奋或激越、意识模糊、嗜睡）、其他（皮肤症状、体重增加、食欲等）。

（2）患者主诉获得：自主神经系统（口干、鼻塞、便秘、恶心、呕吐等）。

（3）生命体征测量获得：心血管系统（血压降低、心动过速、高血压、EKG 异常）。

（4）实验室检查获得：实验室异常（血象异常、肝功能异常、尿液异常）。

（5）体格检查获得：神经系统（肌强直、震颤、静坐不能等）。

许多文献表明，精神障碍患者药物副作用产生使其在住院期间护理安全意外事件比例大大增加，临床常见医疗安全事件有跌倒、骨折、噎食、肠梗阻、心源性猝死、肺栓塞、恶性综合征等，建议在患者住院期间应定期评估药物副作用，早期发现及时治疗。其中需要关注的是新入院首次服用抗精神病药物患者，儿童青少年，高龄合并多种躯体合并症患者。

知识链接

有研究表明，药物吸收在肾、肺、肝、胃肠、皮肤等处代谢。多数药物都经肝微粒体酶系统进行生物转化，而老年人体内此酶活性降低，药物半衰期延长，如安定的半衰期在青年人体内为 20h，而 80 岁的老年人可长达 80h。

因此，及时了解患者服药后的药物副作用，积极治疗处理，能够有效提高患者的药物依从性，提高医疗护理安全，降低患者用药风险。

二、药物副作用的评估工具

（一）监测药物副作用可指导临床合理用药，有效地避免或减轻潜在的药物不良反应（ADR），减少药物对人体的损伤，减轻患者的经济负担，提高患者用药的依从性。通过评估药物副作用的相关因素可以更准确地帮助护士判定现实存在的问题和潜在的风险，制定有针对性的护理措施，阻止严重的药物副作用的发生。

患者药物副作用具有普遍性和可逆性的特点，因此应用各种量表作为主要工具对患者进一步评估，包括治疗时副反应量表（treatment emergent symptom scale，TESS，表 11－1），锥体外系副作用量表（rating scale for extrapyramidal side effects，RSESE，表 11－2），不自主运动量表（abnormal involuntary movement scale，AIMS），迟发性运动障碍评定量表（tardive dyskinesia rating scale，TDRS），抗抑郁剂不良反应量表（rating scale for side effects，SERS），精神科药物不良反应量表（udvalg for kliniske undersogelser，UKU，表 11－3），跌倒风险评估量表，吞咽困难评估量表，布里斯托大便分类法等。

表 11－1　治疗副反应量表

行为毒性	严重程度	处理	行为毒性	严重程度	处理
1. 中毒性意识障碍	0		15. 口干	2	1
2. 兴奋或激越	0		16. 鼻塞	2	1
3. 情感抑郁	0		17. 视力模糊	2	1
4. 活动增加	0		18. 便秘	3	2
5. 活动减退	2	1	19. 唾液增多	3	1
6. 失眠	0		20. 出汗	2	1
7. 嗜睡	0		21. 恶心呕吐	0	
化验异常			22. 腹泻	0	
8. 血常规异常	0		心血管系统		
9. 肝功能异常	0		23. 血压降低	0	
10. 尿液异常	0		24. 头昏和昏厥	0	
神经系统			25. 心动过速	0	
11. 肌强直	0		26. 高血压	0	
12. 震颤	3	2	27. ECG 异常	3	2
13. 扭转性痉挛	0		其他		
14. 静坐不能	2	2	28. 皮肤症状	0	
自主神经系统			29. 体重增加	0	

续表

行为毒性	严重程度	处理	行为毒性	严重程度	处理
30. 体重减轻	0		33. 迟发性运动障碍	3	2
31. 食欲减退或厌食	0		34. 其他异常	0	
32. 头痛	2	1			

严重程度：0 = 无，1 = 可疑或减轻，2 = 轻度，3 = 中度
处理：0 = 无，1 = 加强观察，2 = 加拮抗剂，3 = 减量，4 = 减量加拮抗剂

总评定：

A. 与本项研究的其他患者相比，其治疗所致的副反应的严重程度为：0 = 无，1 = 轻，2 = 中，3 = 重，4 = 不肯定□

B. 与本项研究的其他患者相比，患者叙述因副反应所引起的痛苦为：0 = 无，1 = 轻，2 = 中，3 = 重，9 = 不肯定□

单项分：行为毒性：2 分，化验检查：0 分，神经系统：5 分，自主神经系统：14 分，心血管系统：3 分，其他：5 分。

总分为：29 分。

总评定：

A. 与本项研究的其他患者相比，其治疗所致的副反应的严重程度为：0 = 无，1 = 轻，2 = 中，3 = 重，4 = 不肯定。

B. 与本项研究的其他患者相比，患者诉述因副反应所引起的痛苦为：0 = 无，1 = 轻，2 = 中，3 = 重，9 = 不肯定。

表 11-2 锥体外系副作用量表（RSESE）

	正常 0	轻度 1	中度 2	重度 3	极重度 4
1. 步态					
2. 落臂					
3. 摇肩					
4. 肘强直					
5. 固定姿势或腕强直					
6. 腿的摆动					
7. 头颈部运动					
8. 眉间轻敲					
9. 震颤					
10. 流涎					

总评定：总分：以上各项分数的累加总分，反应锥体外系副作用的严重程度，总分越低，锥体外系副作用越轻；总分越高，则锥体外系副作用越重。

表11－3　精神科药物不良反应量表

副作用分类	编号	症状	未评价	严重程度评分				与药物关系		
			9	0	1	2	3	不可能	可能	很可能
精神性	1.1	注意力集中困难								
	1.2	衰弱/疲乏/易疲劳								
	1.3	思睡/镇静								
	1.4	记忆下降								
	1.5	抑郁								
	1.6	紧张/内心不安								
	1.7	睡眠时间增加								
	1.8	睡眠时间减少								
	1.9	梦增加								
	1.10	情感淡漠								
神经性	2.1	肌张力障碍								
	2.2	强直								
	2.3	运动减少/运动不能								
	2.4	运动增加								
	2.5	震颤								
	2.6	静坐不能								
	2.7	抽搐发作								
	2.8	感觉异常								
自主神经性	3.1	眼适应性调节障碍								
	3.2	唾液分泌增加								
	3.3	唾液分泌减少（口干）								
	3.4	恶心/呕吐								
	3.5	腹泻								
	3.6	便秘								
	3.7	排尿障碍								
	3.8	多尿/烦渴								
	3.9	直立性头晕								
	3.10	心悸/心动过速								
	3.11	出汗增加								

续表

副作用分类	编号	症状	未评价	严重程度评分				与药物关系		
			9	0	1	2	3	不可能	可能	很可能
其他	4.1	皮疹								
	4.2	瘙痒								
	4.3	光敏反应								
	4.4	色素沉着								
	4.5	体重增加								
	4.6	体重减少								
	4.7	月经过多								
	4.8	闭经								
	4.9	泌乳								
	4.10	男性乳房发育								
	4.11	性欲增强								
	4.12	性欲减退								
	4.13	勃起障碍								
	4.14	射精障碍								
	4.15	性高潮障碍								
	4.16	阴道干燥								
	4.17	头痛								
	4.18	躯体依赖								
	4.19	精神依赖								

总体评价

评分		患者	医生
0	无副作用		
1	轻度副作用，不影响患者的日常活动		
2	中度影响患者的日常活动		
3	显著影响患者的日常活动		

处理措施

评分	处理		
0	未处理		
1	更频繁评价副作用，但未减少药物剂量和/或偶尔用拮抗药物		
2	减少药物剂量和/或持续用拮抗药物		
3	停用药物或改用其他药物		

跌倒风险评估方法，见本书患者跌倒（坠床）风险的评估章节。吞咽困难评估方法，见本书吞咽功能评估章节。布里斯托大便分类法见本书老年精神障碍患者综合风险评估章节。

（二）药物副作用分类

药物副作用分类如表 11－4 所示。

表 11－4　药物副作用分类

抗精神病药副作用	1. 锥体外系不良反应：急性肌张力障碍、静坐不能、类帕金森综合征、迟发性运动障碍 2. 其他神经系统不良反应：恶性综合征、癫痫发作 3. 精神方面不良反应：过度镇静、精神运动性兴奋、紧张综合征、意识障碍 4. 心血管不良反应：体位性低血压、心电图改变 5. 内分泌代谢不良反应：催乳素升高、脂代谢异常 6. 自主神经系统不良反应：抗胆碱能副作用、抗肾上腺素副作用 7. 消化道系统不良反应：胃肠道、肝脏 8. 泌尿系统不良反应：尿潴留 9. 其他：粒细胞减少、肝损害、过敏、过量中毒
抗抑郁药物副作用	1. 抗胆碱能不良反应：口干、便秘、视物模糊等 2. 中枢神经系统不良反应：少数患者可出现强直－阵挛性抽筋，并诱发躁狂，具有转躁作用，患者也可出现震颤 3. 心血管不良反应：直立性低血压、心动过速、血压升高等 4. 过量中毒：超量服用或误服可出现昏迷、高热、瞳孔扩大、呼吸抑制、心律失常三联征 5. 过敏反应：皮疹
抗躁狂药物副作用	1. 一般不良反应 早期不良反应：无力、疲乏、嗜睡、手指震颤、厌食、上腹部不适稀便、腹泻等 后期不良反应：多尿、烦渴、体重增加、甲状腺肿大、黏液性水肿、手指细震颤 锂盐中毒先兆：粗大震颤提示血药浓度接近中毒水平、呕吐、腹泻、抽动、精神迟钝、构音不清、意识障碍等 2. 锂盐中毒：共济失调、肢体运动协调障碍、肌肉抽动、言语不清、意识模糊
抗焦虑药物副作用	1. 嗜睡：服用过量者，进入睡眠状态，可被唤醒，在 24－48 小时后转醒 2. 过度镇静：困倦、思睡、头晕、头痛 3. 记忆力减退：近记忆减退 4. 运动协调性降低：震颤、共济失调，影响精细运动和协调功能 5. 消化道症状：恶心、呕吐、腹泻

注：急性肌张力障碍发生时间为治疗一周内或第一次用药，TD 迟发性运动障碍发生于服药、减药或停药时均可出现，静坐不能发生早于类帕金森综合征，晚于急性肌张力障碍，类帕金森综合征于治疗数周至数月发生，但也有可能发生较早。

（三）药物副作用评估问诊

问诊及体格检查是药物副反应风险评估的基本方法，应用量表评估的过程也通常依靠问诊和体格检查来完成。在临床护理工作中如何以专业的方式评估或询问药物副作用，有效识别药物副作用，提高患者服药依从性，是保障临床护理质量的前提。在评估中，我们可以根据患者的感受给予有针对性的建议，降低药物所带来的不适症状。临床上护理中常见及具高度风险的药物副反应：锥体外系综合征、过度镇静、心血管系统副作用、自主神经系统副作用。

1. 锥体外系综合征

（1）常见引起锥体外系综合征的药物：氟哌啶醇、奋乃静、氯丙嗪、利培酮。

（2）临床表现：患者服药一段时间后，观察患者存在坐卧不安、表情呆滞、四肢僵硬、四肢震颤、流口水、双眼上翻、吞咽困难、面部油脂分泌增多时，结合患者目前服用药物品种剂量及时间可判断患者存在锥体外系综合征。

（3）问诊重点：你有没有坐不住的感觉？你有没有需要动一动才舒服的感觉？你感觉四肢僵硬吗？有时口水过多，有流涎及呛咳现象，影响说话，进食时感觉食物卡在喉咙处，咽不下去……查体：四肢肌张力增高，四肢可有震颤尤其双上肢平举时震颤明显。

（4）评估工具：RSESE 量表见上面量表、吞咽量表见本书第九章。

（5）护理要点：当患者发生严重的锥体外系反应综合征，需要严防患者发生噎食。风险时段包括患者进餐时，尤以中夜班早晚进餐时最易发生。由于中夜班护理人员较少，晨起患者口腔比较干燥同时伴有严重的锥体外系综合征。护士要重点观察患者进食情况，在进食前嘱患者饮少量的水，湿润口腔黏膜。观察患者是否存在吞咽困难。同时需配合吞咽量表进行评分，确定风险等级，制定相应护理措施，详见防噎食风险评估章节。

（6）防范要点：进餐时固定餐桌，专人看护，明确标识。将食物掰成小块泡入粥内。进餐时取坐位或半坐位，做好健康宣教，嘱患者细嚼慢咽，减慢进食速度。不要一次性进食大量食物在口腔内，应小口分次进食。进餐期间不讲话。护理人员加强巡视。对于评估噎食高分险患者，与主管医生沟通，在保证营养的基础上，更改食物形态，如老年饮食、软食、打碎饮食、鸡蛋羹等，降低患者噎食的发生。

2. 过度镇静

（1）常见引起过度镇静的药物：氯氮平、奥氮平、富马酸喹硫平、米氮平、氟哌啶醇、氯丙嗪、阿米替林、苯二氮草类药物尤其是氯硝西泮等。

（2）临床表现：当患者服用上述药物，并出现晨起时仍困倦嗜睡，精神不振，乏力，或患者整天迷迷糊糊，无精打采，走路时摇摇晃晃，应警惕药物造成的过度镇静。

（3）问诊重点：在您服药后是否出现头晕、乏力等不适，在清晨起床后是否还存在全身乏力、困倦，感觉没精神，影响清晨洗漱、进食等日常生活。您是否感觉服药后整日昏昏沉沉，迷迷糊糊的，走路时是否有摇摇晃晃的感觉。

（4）评估工具：治疗副反应量表（TESS）、跌倒风险量表。

（5）护理重点：一旦确定患者为药源性过度镇静，首先应严防患者跌到风险。风险时段包括患者夜间起夜、晨起起床时、白天如厕时、行走时。同时需配合跌倒量表进行评分，确定风险等级，制定相应护理措施，详见防跌倒风险评估章节。

（6）防范重点：与主管医生沟通，作出相应医疗处置，减轻过度镇静。健康教育，告知患者目前因服用药物存在跌倒的风险，夜间如厕和晨起起床时，动作应缓慢，醒来睁开眼睛后，继续平卧半分钟，再在床上坐半分钟，然后双腿垂下床沿坐半分钟，最后再下地活动。如厕时呼唤护士协助如厕。白天行走活动时，动作缓慢，注意防摔伤。对于困倦明显、跌倒风险高的患者，白天及夜间必要时给予保护性防范措施，对有条件家庭可进行一对一护理。

3. 心血管系统副作用

（1）常见引起心血管系统副作用的药物：富马酸喹硫平、氯丙嗪、氯氮片、利培酮、奥氮平。

（2）临床表现：在患者服药后出现的心血管方面的异常，严重时可引起心源性猝死。发生机制由于钙离子通道异常，药物直接毒性作用。常见不良反应包括体位性低血压、心动过速、高血压、心电图改变。

（3）问诊及查体要点：服药后您起床、如厕、洗漱时是否出现过一过性的眼前发黑、头重脚轻、眩晕、心慌等不适，过一会儿上述不适可自行缓解。是否安静时即出现胸闷、心慌、心前区的不适感。查体：①血压降低（2 分表示比平时血压值低 10%，3 分表示低 20%，4 分表示低至难以测量）；②头昏和昏厥（2 分表示有头昏头晕感，3 分表示带有失衡感的头昏和头晕，4 分表示有晕厥和失去知觉）；③心动过速（2 分表示心率 90～100 次/分，3 分表示 100～120 次/分，4 分表示 120 次/分以上，上述测量应是清晨起床前的测量结果）；④高血压（2 分表示 140/90mmHg 以上，3 分表示 160/100mmHg 以上，4 分表示 200/120mmHg 以上，治疗前无高血压病史）；⑤心电图异常（2 分表示无临床意义的异常，3 分表示有临床意义的异常，4 分表示伴有严重后果的异常）。

（4）评估工具：TESS、跌倒量表。

（5）心源性猝死的护理要点：在服用抗精神病药物后出现明显心血管副作用时，患者存在跌倒、心源性猝死的风险。需配合跌倒量表进行评估，确定风险等级，给予与相应护理措施（详见防跌倒风险评估章节）。由于精神疾病的特点，部分患者不能准确地描述心前区的不适症状。患者服药后出现心血管副作用及心电图明显异常者将作为临床护理观察的最重点人群。通过监测患者的血压、脉搏、心律的变化，夜间加强床旁巡视，提高护士心源性猝死的临床识别能力，将有助于降低心源性猝死的发生。日常护理工作中应注意此类患者是否有附近器官如肩膀、颈部、下巴、手臂的疼痛。

知识链接

心脏病患者发生心肌缺血时疼痛可能通过神经传递反映在水平相同的脊髓段区域，会出现附近器官的疼痛。

没有胃病却反复出现胃肠道症状，可能是心血管出现异常，从而引发肠胃不适。患者在没有激烈运动、缺少睡眠或者生病等诱因的情况下，持续几天、几周甚至几月出现极度疲劳感，且有焦虑、失眠、无症状惊醒等症状，表示心脏出现异常。患者突然或者无缘由地心跳加剧是心脏病的典型症状，一旦发生上述情况，立即通知医生，同时心肺复苏遵医嘱进行抢救。

（6）心源性猝死的防范要点：患者在心脏不适发作前，身体是否大量出汗，例如颈子、后背、头皮、手心或者脚掌等。患者是否出现胸闷、呼吸困难、短促，头晕等不适。及时发现，及时治疗。日常养成良好的生活习惯，保持大便的通畅，保持情绪的平稳，切勿暴饮暴食，保证充足的睡眠，“三高”人群积极治疗原发疾病等。

4. 自主神经系统副作用

（1）常见引起自主神经系统副反应的药物：氯氮平、奥氮平、喹硫平，其中尤以服用氯氮平临床肠梗阻发生率高。

（2）临床表现：患者在服药后可出现口干、便秘、尿潴留等，临床上部分患者为缓解口干的副反应，短期大量喝水可发生水、电解质紊乱，还可由于上述副反应产生噎食、肠梗阻、尿潴留等，威胁患者生命安全。

（3）服药后有无恶心、呕吐、腹痛、腹泻等，与没服药前大便有无改变。有没有觉得口渴、总想喝水的情况，感觉口腔里发涩，舌头拔不出来。有无上厕所小便时很久尿不出来的情况。

（4）评估工具：治疗副反应量表（TESS）、UKU 量表、布里斯托大便分类法。

（5）肠梗阻的护理要点：在服用药物期间如果患者排便有明显变化，同时患者伴有腹痛、恶心、呕吐、腹胀，停止排气排便为主要的症状表现。应引起护理人员注意，观察患者是否出现肠梗阻。一旦确定患者发生肠梗阻，遵医嘱禁食水、胃肠减压、灌肠、补液、抗感染治疗等。严密地观察病情及生命体征变化。直到疾病缓解期，应该以清淡、易消化的流质食物、半流质食物逐步过渡到固体食物，在此同时需注意观察患者的排便情况。患病期间，良好的心理护理及积极的配合治疗对疾病的治疗和疾病的痊愈都有着很大的帮助。

（6）防范要点：由于精神病的特点，部分患者主诉差，无法准确描述自身存在的不适感，肠梗阻发生症状不典型，部分患者肠梗阻为不完全肠梗阻，疾病期间可见稀便伴有腹胀的情况，一旦发生将会危及患者生命。因此日常护理人员要加强患者的日常宣教，嘱患者保持饮食的卫生，因为不干净的饮食可能会引起肠梗阻。饱食后千万不能做剧烈运动，从而避免肠扭转的发生。养成勿暴饮暴食，餐后适当体育运动，饮食应粗细搭配，保证水的摄入的饮食运动习惯。每日按时测量生命体征，有不适时（腹泻、便秘、腹胀）及时告知医务人员给予处理。

TESS 量表的评估结果：分值越高，药物副反应越大；分值越低，药物副反应越小。

三、药物副作用案例应用

【病例介绍】

患者颜某，男，汉族，71 岁，专科学历。

诊断：双相情感障碍，目前为伴有精神病性症状的躁狂发作。

现病史：反复出现兴奋，话多，言语夸大 37 年，复发 5 天。患者于昨日 3：00、5：00 出现呕吐胃内容物，当时测血压 100/60mmHg，快速血糖测定 10.8mmol/L，未予特殊处理。交班后查看患者，患者主诉头晕、恶心、轻微腹胀，否认头痛、腹痛，否认停止排便、排气。查体：体温 36.5℃，双肺呼吸音清，未闻及干湿啰音，腹部轻微膨隆，全腹无压痛，右上腹、中腹部叩诊鼓音明显，麦氏点阴性，双下肢不肿。腹部X线检查：阅片可见大量气液平，考虑诊断肠梗阻。全血细胞分析（五分类）WBC 12.62×10^9L，PDW 11.3%，NEUT# 10.6×10^9/L，MONO# 0.9×10^9L，EO# 0.01×10^9L，NEUT% 83.6%，LYM% 9.3%，EO% 0.1%，提示可能存在细菌感染。血糖GLU 9.9mmol/L，随机血糖值。电解质：正常范围。治疗方面：予禁食水，停所有口服药物及饮食；予以持续胃肠减压、药物灌肠1次；并予甲磺酸左氧氟沙星注射液0.2g，2次/日静脉滴注及大量补液治疗。

既往史：既往糖尿病病史13年，在院内规律服用降糖药。

精神科用药：富马酸喹硫平片0.6g/日。

【工具评估】

对于患者服药后反应，临床中多以病情观察、问诊、实验室检查、体格检查及量表等多种渠道收集资料，进行评估、分析，给予相应措施，保证患者安全。根据这个案例，主要是通过病情变化、实验室检查及体格检查中发现药物不良反应，针对此不良反应给予相应护理。现将病史汇报如下。

患者于2017年2月7日入院，入院后给予丙戊酸钠缓释片及富马酸喹硫平片对症治疗，中途多次调整药物，梗阻发生前未发现患者存在明显药物不良反应。详见现病史。

TESS得分：单项分：行为毒性：2分；化验检查：0分；神经系统：2分；自主神经系统：4分；心血管系统：2分；其他：2分。在此不详细介绍量表评定。

【提出问题】

描述患者出现药物副反应，如何做好临床观察及护理。

【针对性护理措施】

（1）考虑患者年龄大，躯体合并糖尿病，老年人体内肝微粒体酶活性降低，药物半衰期延长，药物副反应出现较缓慢且不具有特异性。

（2）患者口服富马酸喹硫平，易引起自主神经系统副反应，根据TESS评估，患者在自主神经系统中得分为4分，自诉头晕、恶心、轻微腹胀，应每日观察患者排便情况，使用布里斯托大便分类量表进行评估，如患者大便形状为1，连续3日应及时告知主管医生，给予处理。遵医嘱使用甘油灌肠剂灌肠。

(3) 患者出现呕吐胃内容物，及时遵医嘱测血糖、血压，同时遵医嘱进行数字化摄影，发现患者存在大量气液平，诊断肠梗阻。

(4) 遵医嘱禁食、禁水，胃肠减压，药物灌肠及静脉补液治疗，监测患者生命变化，观察患者胃肠减压引流液的量及性质，记录24小时出入量，观察患者有无腹胀、腹痛加剧。

(5) 护士每日进行腹部环性按摩两次，每次十分钟，增加患者肠蠕动。

(6) 每日由护士搀扶，上、下午各活动三十分钟。

(7) 当患者腹胀、腹痛消失后，有自主排气、排便。遵医嘱再次进行数字化摄影，腹部气液平消失后，遵医嘱恢复流质饮食，观察患者排便情况。如无异常逐步过渡到正常饮食。

(8) 患者有糖尿病，根据患者血糖变化，遵医嘱给予相应处理。密切观察患者有无并发症。

【有肠梗阻风险患者的护理措施】

(1) 病情观察：对于服用抗精神病药物患者，根据TESS及UKU量表评估，如患者存在肠梗阻风险时应密切观察排便情况，每日使用布里斯托大便分类量表进行评估，观察患者大便情况，如大便的颜色、性状和量。必要时遵医嘱使用甘油灌肠，注意灌肠后大便情况。

(2) 交接班制度：严格落实交接班制度，对于存在肠梗阻风险患者，护士应知晓患者病情变化及排便情况。

(3) 日常生活起居：合理安排患者日常生活，督促适当运动，避免久坐，利于大便排出。

(4) 习惯的养成：定时排便，形成条件反射。睡醒后结肠的动作电位活动增强，将粪便向结肠远端推进，故晨起是最易排便的时间。排便时采取正确姿势半卧位。老年患者腹部力量较弱，尽量自己排便，可进行腹部按摩，每日两次，每次5~10分钟。

(5) 饮食指导：膳食纤维对粪便的黏稠度和排便频率有一定影响，在饮食中应适当增加蔬菜、水果及粗纤维食物的摄入，减少高脂肪、高蛋白食物的大量摄入。

(6) 健康宣教：对患者讲解药物相关知识、如何应对自身出现的躯体不适、遵医嘱服药的重要性。对家属简单讲解患者所服药物的相关知识，了解服药后可能出现的副反应，早期识别并干预，知晓出现副反应后的风险及应对方法。给予患者心理支持。

（7）肠梗阻的紧急处理：遵医嘱禁食、禁水、胃肠减压、记录出入量、监测生命体征、补液治疗，严密观察患者水、电解质及酸碱平衡。观察呕吐物及胃肠减压引流液的量及性质。观察患者皮肤黏膜改变情况，判断有无体液不足。观察患者有无腹胀、腹痛加剧等临床表现。及时送检标本，将电解质及肾功能检查结果汇报医生，调整治疗方案。调整精神科药物治疗。如梗阻解除，患者排气、排便，腹痛、腹胀症状消失，可采取循序渐进的饮食方式进食，由流质饮食逐渐转变成普通饮食，不可暴饮暴食。

（邱　莲　张　戈）

第十二章　老年精神障碍患者综合风险评估

老年综合评估适合60岁以上，已出现生活或活动功能不全（尤其是最近恶化者），已伴有老年综合征、老年共病、多重用药，合并有精神方面问题、多次住院者。对于合并有严重疾病（如疾病终末期、重症患者）、严重痴呆、完全失能的老年人及健康老年人酌情开展部分评估工作。老年综合评估应由老年科特有的多学科团队成员如老年科医生、临床营养师、康复治疗师、临床药师、护师、精神卫生科医师等分别进行。老年综合评估根据评估者的不同、完成评估所需时间的不同、评估时环境的不同、老人疾病等基础状态的不同及评估目的的不同，其侧重点可有不同。

一、老年综合评估的概念

（一）概念

老年综合评估（comprehensive geriatric assessment，CGA）是指采用多学科方法评估老年人的躯体情况、功能状态、心理健康和社会环境状况等，并据此制订以维持和改善老年人健康及功能状态为目的的治疗计划，最大限度地提高老年人的生活质量。老年综合评估是现代老年医学的核心技术之一，是筛查老年综合征的有效手段。

（二）评估对象

60岁及以上的住院患者均需要在出入院及病情变化时进行评估。

（三）内容

老年综合评估包括日常生活活动能力、衰弱评估、跌倒风险、压疮风险、管路滑脱风险、自杀风险、攻击风险、尿失禁及排便评估、营养风险、智能精神状态评估、标准吞咽功能评估、多重用药评估等内容，采用特定的评估量表。

1. 精神科风险评估　自杀风险因素评估量表、攻击风险评估量表。

2. 机体功能评估

（1）衰弱评估量表（FARIL量表）。

有下列情况之一者不进行衰弱评估。注明不能评估原因，如：①依赖辅具；②不能步行 4m；③跌倒高风险；④严重的心力衰竭；⑤恶病质；⑥严重残疾患者。

（2）日常生活活动能力量表（Barthel 指数）。

3. 跌倒、压疮、管路滑脱 跌倒评估量表、Branden 压疮风险评估表、管路滑脱评估量表（仅限带有管路患者）。

4. 营养评估 简易营养状态评估表（MNA）。

5. 尿失禁及排便评估 国际尿失禁咨询委员会尿失禁问卷表简表（ICI-Q-SF）、布里斯托大便分类。

6. 吞咽 标准吞咽功能评定（SSA）、洼田饮水试验。

7. 智能精神状态评估 简易智能状态检查量表（MMSE）。

8. 多重用药评估 中国老年人潜在不适当用药判断标准（2017 年版）。

（四）评估时间

1. 入院时 对患者上述所有内容进行评估（其中管路滑脱评估量表仅带有管路患者评估），若患者有医嘱，评估结果则以医生评估结果为准，如无医生评估结果，由护士进行相关量表的评估，根据评估结果列出相应措施，评估结果应告知家属。

2. 出院前 对日常生活活动能力、入院或住院中高风险的内容进行评估，将评估结果、适合家庭进行的干预措施交于家属，进行健康宣教，指导居家护理。

3. 病情发生变化（病情危重、新增躯体疾病或发生抢救）、发生不良事件时 评估内容可不涉及所有评估内容。

二、老年综合评估的评估工具

（一）精神科风险评估

1. 自杀风险因素评估量表（具体评估详见各章节）

在自杀行为发生之前，识别处于自杀风险中的个体是一种理想的状态。对自杀意念的早期识别可能会大大减少自杀行为（包括自杀死亡）出现的风险。自杀事件始于自杀想法，逐步进展成为自杀行为。

知识链接

出现下列3个直接预警信号意味着不久将会发生自杀的最大可能性。

● 自杀意图的表达：关于自杀、想死、死亡（威胁伤害或杀自己）及企图实施这些想法的书面或口头的表示。

● 寻找致命手段或最近使用过的致命手段，比如武器、药物、毒药或其他可致命的手段。

● 为自杀做准备：自杀未遂的征兆或表露，或是按部就班地实施自杀计划。为自己需要照顾的人（孩子、宠物、家人）做出安排，或者做其他准备，如更新遗嘱、为偿还债务做安排、与亲人道别等。

2. 攻击风险因素评估量表（具体评估详见各章节）

激越（agitation）是精神科常见的一种急性综合征。在ICD－10精神病学词汇中，激越被描述为：明显的坐立不安和过多的肢体活动，并伴有焦虑。在临床实践中，激越表现为一系列思维活动、情绪和行为从低到高不同程度的兴奋过程，且无法平静，严重时可表现为兴奋冲动、威胁、攻击、自伤等行为，而且激越常常导致住院时间延长，增加医疗成本。因此，尽早识别激越，预防激越程度发展严重，有效缓解激越相关的临床症状，防止严重激越时出现危险行为，对患者个人、病房管理及社会稳定均具有重要意义。

（二）机体功能评估

1. 衰弱评估量表（FARIL量表，表12－1） 目前关于衰弱的评估方法尚无统一标准，较常用的有美国Fried等提出的衰弱模型但是评估手段不适用于有下列情况之一者：①依赖辅具；②不能步行4m；③跌倒高风险；④严重的心力衰竭；⑤恶病质；⑥严重残疾患者。

表12－1 衰弱评估量表

条目	询问方式	分数 是＝1分 否＝0分
疲乏	过去4周内大部分时间或所有时间感到疲乏	
阻力增加/耐力减退	在不用任何辅助工具及不用他人帮助的情况下，中途不休息爬1层楼梯有困难	
自由活动下降	在不用任何辅助工具及不用他人帮助的情况下，走完1个街区（100m）较困难	

续表

条目	询问方式	分数 是=1分 否=0分
疾病情况	医生曾告诉你存在5种以上如下疾病：高血压、糖尿病、急性心脏疾病发作、卒中、恶性肿瘤（微小皮肤癌除外）、充血性心力衰竭、哮喘、关节炎、慢性肺病、肾脏疾病、心绞痛等	
体重下降	1年或更短时间内出现体重下降≥5%	

说明：≥3分可诊断为衰弱综合征；<3分为衰弱前期；0分为无衰弱健康老人。

2. 日常生活活动能力量表（Barthel指数，表12-2） BADL评估内容包括生活自理活动和开展功能性活动的能力，可通过直接观察或间接询问的方式进行评估。BADL评定方法中临床应用最广、研究最多、信度最高的是巴氏（Barthel）指数；而改良巴氏量表（modified barthel index，MBI）是根据我国国情进行改良后形成的、在康复医学领域得到广泛使用的量表。其评估时注意以下几点。

（1）在适当的时间和安全环境中进行，评估从简单容易的项目开始，逐渐过渡到较复杂困难的项目；

（2）尽量以直接观察法为主，在评估一些不便完成或较难控制的动作时，可询问患者或家属；

（3）评估患者的真实能力，应记录“患者能做什么”，只要患者无须他人帮助，虽用辅助器也可归类为自理；

（4）评估结果反映患者24h内完成情况。

表12-2 日常生活活动能力量表（Barthel指数）

项目	评分标准	评估日期		
大便	0分：失禁或昏迷 5分：偶有失禁（每周<1次） 10分：可控制			
小便	0分：失禁或昏迷或需由他人导尿 5分：偶有失禁（每24h<1次） 10分：可控制			
修饰	0分：需要帮助 5分：自理（洗脸、梳头、刷牙、剃须）			

续表

项目	评分标准	评估日期		
用厕	0分：依赖他人 5分：需部分帮助 10分：自理（去和离开厕所，使用厕纸，穿、脱裤子）			
进食	0分：较大或完全依赖 5分：需部分帮助（切面包、抹黄油、夹菜、盛饭） 10分：全面自理（能进各种食物，不包括取饭、做饭）			
转移	0分：完全依赖他人，无坐位平衡 5分：需大量帮助（1～2人，身体帮助），能坐 10分：需少量帮助（言语或身体帮助） 15分：自理			
活动	0分：不能步行 5分：在轮椅上能独立行动 10分：需1人帮助步行（言语或身体帮助） 15分：独立步行（可用辅助器，在家及附近）			
穿衣	0分：依赖他人 5分：需一半帮助 10分：自理（自己系开纽扣，关、开拉锁和穿鞋）			
上、下楼梯	0分：不能 5分：需帮助（言语、身体、手杖帮助） 10分：独立上、下楼梯			
洗澡	0分：依赖 5分：自理（无指导能进出浴池并自理洗澡）			
得分				
评估者				

评估说明：<20分为极严重功能缺陷，生活完全需要依赖；20～40分为生活需要很大帮助；40～60分为生活需要帮助；>60分为生活基本自理。Barthel指数得分40分以上者康复治疗的效益最大。

知识链接1

70岁及以上人群或最近1年内，非刻意节食情况下出现体重下降（≥5%）的人群进行衰弱的筛查和评估。

（三）跌倒、压疮、管路滑脱的评估工具

1. Morse跌倒评估量表 该量表（表12－3）是专门用于评估住院老年患者跌倒风险的量表。评估注意事项：①询问跌倒史时，患者不愿叙述合并认知功能障碍下降、精神障碍者，应询问与患者长期一起生活的家属或照顾

者；②询问现病史和既往史时，可按照老年常见系统疾病询问，或通过查阅患者病案，了解疾病和服药史；③行走辅具的使用，可通过观察和询问结合的方式。

表 12－3 MORSE 跌倒评估量表

科室　　　床号　　　姓名　　　性别　　　年龄　　　病案号

项目	标准及评分	评估日期		
患者曾跌倒（3月内）/视觉障碍	0分：没有 25分：有			
超过一个 医学诊断	0分：没有 15分：有			
使用助行器具	0分：没有需要/完全卧床/护士扶持 15分：丁形拐杖/手杖/学步车 30分：扶家具行走			
静脉输液/置管/使用药物治疗	0分：没有 20分：有			
步态	0分：正常/卧床/轮椅代步 10分：乏力/≥65岁/体位性低血压 20分：失调及不平衡			
精神状态	0分：了解自己能力 15分：忘记自己限制/意识障碍/躁动不安/沟通障碍/睡眠障碍			
得分				
评估者				

评估说明：

1. ≥45分每周至少评估1－2次；患者病情发生变化或者口服了会导致跌倒的药物时需评估；患者转到其他科室时需评估；跌倒后需评估。

2. 使用药物治疗：指用麻醉药，抗组胺药，抗高血压药，镇静催眠药，抗癫痫痉挛药，轻泻药，利尿药，降糖药，抗抑郁、抗焦虑、抗精神病药。

3. ≥45分为高度危险，提示患者处于易受伤危险中，应采取相应的防护措施。

2. Branden 压疮风险评估表 压疮危险评估的内容主要分为量表评估和皮肤状况评估两个方面。国内外压疮预防指南推荐使用 Braden 压疮风险评估表（表 12－4）作为压疮危险的量表评估和识别工具。它是全球应用最广泛的压疮评估量表，可用于老年科。压疮危险的皮肤状况评估内容包括：指压变白反应，局部热感、水肿和硬结，关注局部有无疼痛。

表 12－4　Branden 压疮风险评估表

科室　　床号　　姓名　　性别　　年龄　　住院号

项目	评估标准		分值	评估日期		
感知能力	完全受限	对疼痛刺激无反应	1			
	非常受限	对疼痛刺激有反应，但不能用语言表达，只能用呻吟、烦躁不安表示	2			
	轻度受限	对指令性语言有反应，但不能总是用语言表达不适，或部分肢体感受疼痛能力或不适能力受损	3			
	未受限	对指令性语言有反应，无感觉受损	4			
潮湿度	持续潮湿	每次移动或翻动患者时总是看到皮肤被分泌物、尿液浸湿	1			
	非常潮湿	床单由于频繁受潮至少每班更换一次	2			
	偶尔潮湿	皮肤偶尔潮湿，床单约每日更换一次	3			
	很少潮湿	皮肤通常是干的，床单按常规时间更换	4			
活动能力	卧床不起	被限制在床上	1			
	能坐轮椅	不能步行活动，必须借助椅子或轮椅活动	2			
	扶助行走	白天偶尔步行，但距离非常短	3			
	活动自如	能自主活动，经常步行	4			
移动能力	完全受限	患者在他人帮助下方能改变体位	1			
	重度受限	偶尔能轻微改变身体或四肢的位置，但不能独立改变体位	2			
	轻度受限	只是轻微改变身体或四肢位置，可经常移动且独立进行	3			
	不受限	可独立进行随意体位的改变	4			
营养摄取能力	非常差	从未吃过完整一餐，或禁食和（或）进无渣流质饮食	1			
	可能不足	每餐很少吃完，偶尔加餐或少量流质饮食或管饲饮食	2			
	充足	每餐大部分能吃完，但会常常加餐；不能经口进食患者能通过鼻饲或静脉营养补充大部分营养需求	3			
	良好	三餐基本正常	4			
摩擦力剪切力	有问题	需要协助才能移动患者，移动患者时皮肤与床单表面没有完全托起，患者坐床上或椅子上经常会向下滑动	1			
	有潜在题	很费力地移动患者，大部分时间能保持良好的体位，偶尔有向下滑动	2			
	无明显题	在床上或椅子里能够独立移动，并保持良好的体位	3			

续表

项目	评估标准	分值	评估日期		
总得分					
评估者					
家属签名					

评估说明：评分≤9 分为极高危，需每天评估；10～12 分为高危，需隔日评估；13～14 分为中度高危，需每周评估两次；15～18 分为低度高危，需每周评估一次。（评估均由责任护士完成）。

3. 管路滑脱的评估

由于老年患者躯体疾病的特殊性，经常会带有一些管路入院，如胃管、各种引流管及深静脉导管等，这就需要对患者进行管路的评估，以便于对管路在非计划的情况下脱出的风险进行评估。另外，由于老年精神障碍患者经常伴有兴奋、激越、谵妄、妄想、幻觉等精神症状，其管路滑脱的风险较其他疾病患者的风险较高，所以即使管路滑脱没有达到风险标准，也应采取相应的预防措施，防止管路滑脱给患者造成的伤害及延误治疗的情况。评估管道滑脱的工具为管路滑脱评估量表（表 12－5）。

表 12－5　管路滑脱评估量表

项目		得分
管路分类	胃管　深静脉导管　导尿管	3
意识状态	清醒　昏迷	1
	嗜睡　朦胧	2
	躁动	3
活动能力	行动受限	3
	活动正常	2
	不能自主活动	1
固定方法	胶布固定	3
	缝合　球囊	1
导管不适	难以耐受	3
	可耐受	1
合作程度	不配合	3
	配合	1

续表

项目		得分
管路数量	≥2	3
	<2	1

注：评估患者所得分越高表示导管滑脱风险性越高。评分≤10 分的患者存在导管滑脱风险Ⅰ度，有发生导管滑脱的可能但风险低。评分>10 分且<15 分为Ⅱ度风险。评分≥15 分存在Ⅲ度风险，随时有发生导管滑脱的可能。躁动患者应列入高危风险。

（四）营养评估

目前临床上提倡应用系统评估法，结合多项营养指标评价患者营养状况。简易营养评价法（mini nutritional assessment，MNA，表 12－6）是一种专门评价老年人营养状况的方法，已在国外得到广泛应用。如评估结果为存在营养不良的风险时，此时应提请营养师会诊给予更为全面的营养评估。

表 12－6　简易营养状态评估表（MNA）

A. 过去 3 个月内有没有因为食欲不振、消化问题、咀嚼或吞咽困难而减少食量？
0＝食量严重减少；1＝食量中度减少；2＝食量没有改变
B. 过去 3 个月内体重下降的情况
0＝体重下降大于 3kg；1＝不清楚；2＝体重下降 1－3kg；3＝体重没有下降
C. 活动能力
0＝需长期卧床或坐轮椅；1＝可以下床或离开轮椅，但不能外出
2＝可以外出
D. 过去 3 个月内有没有受到心理创伤或患上急性疾病？
0＝有；1＝没有
E. 精神心理问题
0＝严重痴呆或抑郁；1＝轻度痴呆；2＝没有精神心理问题
F1. 体重指数（BMI）（kg/m^2）
0＝BMI<19；1＝19≤BMI<21；2＝21≤BMI<23；3＝BMI≥23
F2. 如不能取得体重指数，请以问题 F2 取代 F1，如已完成问题 F1，不用回答 F2。小腿围（CC）（cm）
0＝CC<31；3＝CC≥31

说明：正常营养状况（12～14 分）；有营养不良的风险（8～11 分）；营养不良（0～7 分）

（五）尿失禁及排便评估

1. 尿失禁评估　常用国际尿失禁咨询委员会尿失禁问卷表简表（ICI－Q－SF，表 12－7）。

尿失禁问题可伴随有其他问题，如可增加患者跌倒的风险，可增加患者心理负担等问题，应予以充分重视。

表 12-7 国际尿失禁咨询委员会尿失禁问卷表简表

请结合患者近 4 周来的症状进行评估			
序号	评估内容	评分细则	得分
1	您溢尿的次数	0 分 = 从来不溢尿 1 分 = 1 星期大约溢尿≤1 次 2 分 = 1 星期溢尿 2~3 次 3 分 = 每天大约溢尿 1 次 4 分 = 1 天溢尿数次 5 分 = 始终溢尿	
2	在通常情况下，您的溢尿量是多少（不管您是否使用了防护用品）	0 分 = 不溢尿； 2 分 = 少量溢尿，常感会阴部是湿的，或用尿垫 1 块/天 4 分 = 中等量溢尿（内裤常被尿湿，或用尿垫 2 块/天） 6 分 = 大量溢尿（外裤常被尿湿，或用尿垫≥3 块/天，或有时不小心尿液可沿大腿流下）	
3	总体上看，溢尿对您日常生活影响程度如何	请在 0（表示没有影响）~10（表示有很大影响）之间选择某个数字：没有影响 0 1 2 3 4 5 6 7 8 9 10 有很大影响	
4	什么时候发生溢尿？（请在与您情况相符合的空格打✓） 1. 从不溢尿□ 2. 在睡着时溢尿□ 3. 在活动或体育运动时溢尿□ 4. 在无明显理由的情况下溢尿□ 5. 未到厕所就会有尿液漏出□ 6. 在咳嗽或打喷嚏时溢尿□ 7. 在小便完和穿好衣服时溢尿□ 8. 在所有时间内溢尿□		第_____项

说明：ICI-Q-SF 得分：第 1、2、3 个问题的分数之和

评分标准：正常：0 分；轻度尿失禁：1~7 分；中度尿失禁：8~14 分；重度尿失禁：15~21 分。

2. 布里斯托大便分类

布里斯托大便分类如图 12 –1 所示。

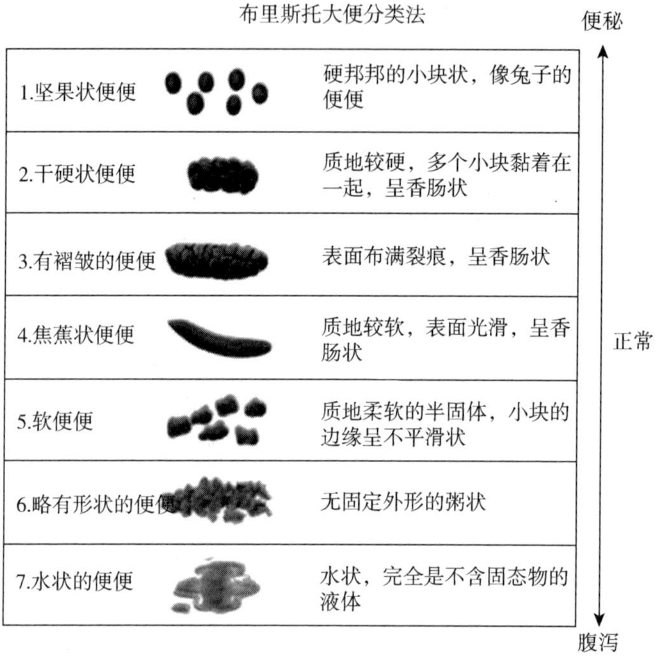

图 12 –1　布里斯托大便分类

知识链接

致老年人慢性便秘的常见器质性疾病

肠道疾病：肿瘤、憩室病、痔疮、肛裂、炎症性肠病、腹壁疝、肠扭转、肠结核、直肠脱垂、直肠膨出、腹腔肿瘤或其他外压性疾病所致肠梗阻、既往有炎症性/外伤性/放射性或手术所致的肠道狭窄、盆腔或肛周手术史等。

神经系统疾病脑血管疾病：多发性硬化、帕金森病、外伤或肿瘤所致脊髓损伤、自主神经病变、认知障碍、痴呆等。

肌肉疾病：淀粉样变性、硬皮病、系统性硬化症等。

电解质紊乱：高钙血症、低钾血症、高镁血症等。

内分泌和代谢疾病：糖尿病、甲状腺功能减退症、甲状旁腺功能亢进。

心脏疾病：充血性心力衰竭等。

（六）吞咽

吞咽功能评定详见本书噎食风险评估章节内容。

（七）智能精神状态评估

老年人认知障碍包括轻度认知功能障碍（mild cognitive impairment，MCI）和痴呆。目前国内外应用最广泛的认知筛查量表为简易智能状态检查量表（mini—mental state examination，MMSE，表 12－8）。

表 12－8 简易智能状态检查量表

评估内容		错误	正确	得分	得分	得分
Ⅰ定向力（10分）	现在我要问您一些问题，多数都很简单，请您认真回答					
	星期几	0	1			
	几号	0	1			
	几月	0	1			
	什么季节	0	1			
	哪一年	0	1			
	省市	0	1			
	区县	0	1			
	街道或乡	0	1			
	什么地方	0	1			
	第几层楼	0	1			
Ⅱ记忆力（3分）	现在我告诉您三种东西的名称，我说完后请您重复一遍，请你好好记住这三样东西，因为等一下要再问你的（回答出的词语正确即可，顺序不要求）					
	皮球	0	1			
	国旗	0	1			
	树木	0	1			
Ⅲ注意力和计算力（5分）	再请您算一算，从100中减去7，然后从所得的数算下去，请您将每减一个7后的答案告诉我，直到我说“停”为止（依次减5次，减对几次给几分，如果前面减错，不影响后面评分）					
	100－7	0	1			
	－7	0	1			
	－7	0	1			
	－7	0	1			
	－7	0	1			

续表

评估内容			错误	正确	得分	得分	得分
Ⅳ回忆能力（3分）	现在请您说出刚才我让您记住的是哪三种东西						
	皮球		0	1			
	国旗		0	1			
	树木		0	1			
Ⅴ语言能力（9分）	命名能力	请问这是什么					
		回答出“手表”	0	1			
		回答出“铅笔”	0	1			
	复述能力	请您跟我说如下一句话					
		“大家齐心协力拉紧绳”	0	1			
	三步命令	我给您一张纸，请您按我说的去做					
		右手拿起纸	0	1			
		将纸对折	0	1			
		将纸放在左腿上	0	1			
	阅读能力	请您念一念这句话，并按这句话的意思去做（如患者为文盲。该项目评为0分）					
		“请闭上您的眼睛”	0	1			
	书写能力	请您写一个完整的句子。句子要有主语、谓语，能表达一定的意思（如患者为文盲。该项目评为0分）					
			0	1			
	结构能力	请您照着这个样子把它画下来					
		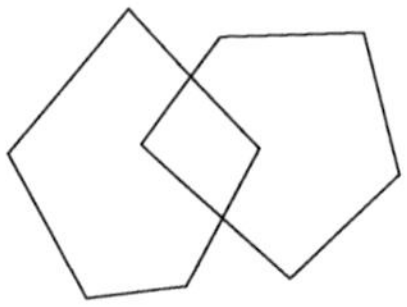	0	1			
评定总分							
评定结果							
评估日期							
评估者签名							

评价标准：总分范围为0～30分，正常与不正常的分界值与受教育程度有关，分界值以下为有认知功能缺陷，分界值以上为正常。
认知功能缺陷分界值：文盲组（未受学校教育）为17分；小学组（教育年限≤6年）为20分；中学或以上组（教育年限>6年）为24分

（八）多重用药评估

多重用药的诊断标准目前尚未达成共识，当前临床应用最为广泛的标准通常是将应用 5 种及以上药品视为多重用药。老年综合评估技术应用中国专家共识推荐使用我国老年人不恰当用药目录，评估老年人多重用药风险。

三、老年综合评估的案例应用

【病例介绍】

患者，男，75 岁，籍贯北京市，未婚，汉族，初中，

现病史：渐呆愣少语，认为被监视，认为身份特殊 56 年。患者孤僻，终日闭门不出，拉下窗帘，拒服药，烦躁不安，不眠。反复要求离开住处，认为自己是地下党员，身份已经暴露，有很多人跟踪监视着他。夜间外走。

既往史：否认食物、药物过敏史。

诊断：

（1）未分化型精神分裂症

（2）2 型糖尿病

（3）慢性支气管炎

（4）便秘

（5）脂溢性皮炎

（6）高脂血症

（7）前列腺增生

（8）轻度贫血

（9）骨关节病

（10）牙周 – 牙髓联合病变

（11）牙齿楔状缺损

（12）龋病

（13）慢性牙髓炎

（14）低磷血症

（15）低蛋白血症

（16）龈乳头炎

（17）慢性牙周炎

（18）低钙血症

（19）肝囊肿

（20）过敏性鼻炎

（21）高同型半胱氨酸血症

（22）陈旧性肋骨骨折

【评估工具】

（1）老年综合评估量表得分如表 12－9 所示。

表 12－9　老年综合评估量表得分

量表	得分
衰弱评估量表（FARIL 量表）	1
简易营养状态评估表（MNA）	12
标准吞咽功能评定（SSA）	18
Branden 压疮风险评估表	20
日常生活活动能力量表（Barthel 指数）	88
MORSE 跌倒评估量表	10
国际尿失禁咨询委员会尿失禁问卷表简表（ICI－Q－SF）	0
简易智能状态检查量表（MMSE）	26

（2）老年综合评估结果汇总如表 12－10 所示。

表 12－10　老年综合评估结果汇总

<table>
<tr><td>姓名</td><td>＊＊＊</td><td>年龄</td><td>75</td><td>性别</td><td>男</td><td>病案号</td><td>＊＊＊＊＊</td></tr>
<tr><td>文化</td><td>中学以上</td><td>吸烟</td><td>否</td><td>饮酒</td><td>否</td><td>身高</td><td>1.7</td></tr>
<tr><td>体重</td><td>74</td><td colspan="2">BMI</td><td colspan="2">25.61</td><td>评估时段</td><td>入院</td></tr>
<tr><td>诊断</td><td colspan="7">精神分裂症</td></tr>
<tr><td colspan="3">骨密度</td><td colspan="2">－4.2</td><td colspan="2" rowspan="2">压疮风险评估结果</td><td rowspan="2">无危险</td></tr>
<tr><td colspan="3">衰弱评估量表结果</td><td colspan="2">衰弱前期</td></tr>
<tr><td colspan="3">衰弱未评估原因</td><td colspan="2">未评估</td><td colspan="2" rowspan="2">自杀风险评估结果</td><td rowspan="2">安全</td></tr>
<tr><td colspan="3">营养状态评估结果</td><td colspan="2">正常营养状况</td></tr>
<tr><td colspan="3">布里斯托大便分类</td><td colspan="2">干硬状便</td><td colspan="2" rowspan="2">攻击风险评估结果</td><td rowspan="2">Ⅰ级</td></tr>
<tr><td colspan="3">口服药物种类数</td><td colspan="2">10</td></tr>
</table>

续表

<table>
<tr><td>姓名</td><td>＊＊＊</td><td>年龄</td><td>75</td><td>性别</td><td>男</td><td>病案号</td><td>＊＊＊＊＊</td></tr>
<tr><td>文化</td><td>中学以上</td><td>吸烟</td><td>否</td><td>饮酒</td><td>否</td><td>身高</td><td>1.7</td></tr>
<tr><td>体重</td><td>74</td><td colspan="2">BMI</td><td colspan="2">25.61</td><td>评估时段</td><td>入院</td></tr>
<tr><td colspan="3">吞咽功能评估结果</td><td colspan="2">无风险</td><td colspan="2">日常生活活动能力评估结果</td><td>轻度功能障碍</td></tr>
<tr><td colspan="3">管路滑脱评估结果</td><td colspan="2">未评估</td><td colspan="2">跌倒评估结果</td><td>无风险</td></tr>
<tr><td colspan="3">认知功能评估结果</td><td colspan="2">正常</td><td></td><td colspan="2"></td></tr>
<tr><td colspan="3" rowspan="2">尿失禁评估结果（ICI－Q－SF）</td><td colspan="2">评分结果</td><td colspan="3">正常</td></tr>
<tr><td colspan="2">发生溢尿时间</td><td colspan="3">从不溢尿</td></tr>
<tr><td></td><td colspan="2">药物名称</td><td>风险强度</td><td>风险等级</td><td colspan="3">风险点</td></tr>
<tr><td rowspan="2">用药评估</td><td colspan="2">氯氮平</td><td>高</td><td>B 级</td><td colspan="3">①神经系统不良反应（帕金森症、肌张力减退、镇静时间延长）；②抗胆碱能不良反应；③粒细胞缺乏症；④心肌炎；⑤增加精神病患者的死亡风险</td></tr>
<tr><td colspan="2">阿立哌唑</td><td>低</td><td>B 级</td><td colspan="3">①避免用于痴呆患者行为异常的治疗，仅在非药物治疗失败或患者对自己或他人造成威胁时应用；②增加痴呆患者的脑血管意外及死亡风险</td></tr>
</table>

【提出问题】

1. 营养状况　患者 BMI 指数为 25.61，营养评估结果为正常营养状况，目前患者营养状况处于良好状态，但是有研究显示老年人的 BMI 指数为 22～25 为最佳状态，目前老人 BMI 略高于正常范围，应考虑在日常饮食中减少脂肪和碳水化合物的摄入，增加蛋白质的摄入。必要时可提请营养师会诊。

2. 衰弱评估　目前评估结果显示患者处于衰弱前期，日常生活活动能力评估结果为轻度功能障碍，表明患者已经处于衰弱前期，在功能训练方面应注重于患者肌肉力量、平衡能力等方面的训练以缓解患者衰弱情况的恶化，另一方面患者跌倒评估为 4 分，虽然评估没有跌倒风险，但也应考虑到患者可能会由于药物原因、环境因素、患者自身疾病发展等问题导致患者跌倒的可能。各方面因素应予以充分考虑。

3. 便秘　为目前患者重要的问题，评估结果干硬状便，表明患者便秘明显，应与医生沟通给予患者相应的干预，并指导患者在今后日常中实施一些预防便秘的方法。

4. 攻击风险 为轻度，可不予以考虑。

5. 多重用药 目前患者口服药物为10种，潜在用药风险评估存在两种B级风险药物，其中一种为高风险强度。针对此患者应提请其主管医师、病区主任联合药师进行多学科会诊，制定应对措施给予干预防止患者出现意外。

【护理措施】

（详见各章节）

【病例介绍】

患者，女，85岁，已婚，汉族，本科，退休人员，无宗教信仰。

现病史：患者言语凌乱，难于理解，行为古怪，在街上走路只走左边，不走右边，常提着红包、头上系着红头绳、戴着红帽子，称天下所有的事情都是由她来遥控的。日常生活需专人照顾。目前卧床难以行动，体型消瘦。

既往史：幼儿期间，患者曾无明显原因抽搐，每年2～3次，6岁时自愈。患者自2004年7月起常诉双侧髋关节及膝关节疼痛，多次查双下肢X线片未见异常，后患者拒绝行走，现终日坐轮椅活动。2009诊断“白内障”，曾予吡诺克辛滴眼液治疗，现已停用。患者住院期间明确诊断2型糖尿病，诊断冠状动脉粥样硬化性心脏病，诊断老年性骨质疏松，诊断便秘，诊断营养不良及低蛋白血症，诊断高脂血症，住院期间诊断高同型半胱氨酸血症、动脉粥样硬化、腔隙性脑梗死、脑白质病、脂肪肝及脑萎缩，老年性骨质疏松伴病理性骨折。个人情况无特殊，病前性格：任性，固执，心胸狭窄，好幻想。

诊断：

（1）偏执型精神分裂症；

（2）2型糖尿病；

（3）冠状动脉粥样硬化性心脏病；

（4）老年性骨质疏松；

（5）老年性骨质疏松伴病理性骨折；

（6）动脉粥样硬化；

（7）腔隙性脑梗死；

（8）脑白质病；

(9) 脑萎缩；
(10) 高同型半胱氨酸血症；
(11) 低蛋白血症；
(12) 便秘；
(13) 营养不良；
(14) 脂肪肝；
(15) 高脂血症。

【评估工具】

老年综合评估工具为老年综合评估量表（表 12－11）。

表 12－11　老年综合评估量表

量表	得分
衰弱评估量表（FARIL 量表）	不能行走 4 米
简易营养状态评估表（MNA）	3
标准吞咽功能评定（SSA）	20
Branden 压疮风险评估表	9
日常生活活动能力量表（Barthel 指数）	50
MORSE 跌倒评估量表	30
国际尿失禁咨询委员会尿失禁问卷表简表（ICI－Q－SF）	6
	在无明显理由的情况下溢尿
简易智能状态检查量表（MMSE）	16

老年综合评估结果如表 12－12 所示。

表 12－12　老年综合评估结果

<table>
<tr><td>姓名</td><td>* * *</td><td>年龄</td><td>84</td><td>性别</td><td>女</td><td>病案号</td><td>* * * * *</td></tr>
<tr><td>文化</td><td>中学以上</td><td>吸烟</td><td>否</td><td>饮酒</td><td>否</td><td>身高</td><td>1.62</td></tr>
<tr><td>体重</td><td>50</td><td colspan="2">BMI</td><td colspan="2">19.05</td><td>评估时段</td><td>入院</td></tr>
<tr><td>诊断</td><td colspan="7">偏执型精神分裂症</td></tr>
<tr><td colspan="3">骨密度</td><td colspan="2">－4.7</td><td colspan="2" rowspan="2">压疮风险评估结果</td><td rowspan="2">极度危险</td></tr>
<tr><td colspan="3">衰弱评估量表结果</td><td colspan="2">未评估</td></tr>
</table>

续表

<table>
<tr><td>姓名</td><td>* * *</td><td>年龄</td><td>84</td><td>性别</td><td>女</td><td>病案号</td><td>* * * * *</td></tr>
<tr><td>文化</td><td>中学以上</td><td>吸烟</td><td>否</td><td>饮酒</td><td>否</td><td>身高</td><td>1.62</td></tr>
<tr><td>体重</td><td>50</td><td colspan="2">BMI</td><td colspan="2">19.05</td><td>评估时段</td><td>入院</td></tr>
<tr><td colspan="3">衰弱未评估原因</td><td colspan="2">不能步行 4 米</td><td colspan="2" rowspan="2">自杀风险评估结果</td><td rowspan="2">安全</td></tr>
<tr><td colspan="3">营养状态评估结果</td><td colspan="2">营养不良</td></tr>
<tr><td colspan="3">布里斯托大便分类</td><td colspan="2">略有形状的便</td><td colspan="2" rowspan="2">攻击风险评估结果</td><td rowspan="2">未评估</td></tr>
<tr><td colspan="3">口服药物种类数</td><td colspan="2">6</td></tr>
<tr><td colspan="3">吞咽功能评估结果</td><td colspan="2">有风险</td><td colspan="2">日常生活活动能力评估结果</td><td>重度功能障碍</td></tr>
<tr><td colspan="3">管路滑脱评估结果</td><td colspan="2">未评估</td><td colspan="2">跌倒评估结果</td><td>无跌倒风险</td></tr>
<tr><td colspan="3">认知功能评估结果</td><td colspan="2">认知功能缺陷</td><td></td><td colspan="2"></td></tr>
<tr><td colspan="3" rowspan="2">尿失禁评估结果（ICI－Q－SF）</td><td colspan="2">评分结果</td><td colspan="3">轻度尿失禁</td></tr>
<tr><td colspan="2">发生溢尿时间</td><td colspan="3">在无明显理由的情况下溢尿</td></tr>
<tr><td></td><td colspan="2">药物名称</td><td>风险强度</td><td>风险等级</td><td colspan="3">风险点</td></tr>
<tr><td rowspan="2">用药评估</td><td colspan="2">奥氮平</td><td>低</td><td>A 级</td><td colspan="3">①神经系统不良反应（镇静时间延长、逆转性兴奋作用、嗜睡、记忆减退、异常反应、激越）；②锥体外系和抗胆碱能不良反应（帕金森症、肌张力减退）③跌倒；④增加精神病患者的病死率</td></tr>
<tr><td colspan="2">硝西泮</td><td>高</td><td>B 级</td><td colspan="3">①神经系统不良反应（镇静时间延长、认知功能障碍、嗜睡、健忘、共济失调、情绪激动、烦躁不安、幻觉、精神错乱、抑郁）；②跌倒和骨折；③低血压；④呼吸抑制</td></tr>
</table>

【提出问题】

1. 营养状况 患者 BMI 指数为 19.05，低于老年人最佳范围，营养评估为营养不良，应提请营养师会诊，制定全面的营养补充计划，尤其注重优质蛋白质的补充，如乳清蛋白。患者骨密度为 –4.7 低于正常值，应注意钙质的补充，注意同时补充维生素 D，可联合康复治疗师制定适合患者的抗阻力训练计划，以达到钙质更好吸收的目的。

2. 衰弱问题 患者目前处于行动依赖轮椅的情况，所以已经处于衰弱状态，并且日常生活能力评估也证明患者目前的自理能力已经处于较低水平，所以在日常照护中应注重意外事件的预防。压疮风险评估为极度风险，压疮的预防应作为意外事件的重点。

3. 排便及排泄问题 患者目前评估未发现便秘的情况，但是由于使用抗精神病药物存在便秘的风险，另外患者目前大便评估为略有形状的便，应警惕假性便秘的可能。目前患者存在尿失禁情况，在无明显理由的情况下溢尿，所以应注意预防失禁性皮炎的发生，而失禁性皮炎与压疮也存在因果关系。

4. 吞咽问题 患者评估结果为有风险，应注意噎食及吸入性肺炎的发生，另外患者存在认知功能缺陷噎食吞咽困难的发生因素之一。

5. 跌倒问题 患者目前虽然没有评估出跌倒风险，但是患者处于衰弱期，日常生活能力差，处于营养不良状态，表明患者还是存在较大的跌倒风险或者坠床风险，同时也表明如果患者发生跌倒发生严重后果的概率要大很多。

6. 多重用药 患者服药种类为 6 种，已经存在多重用药的情况，并且奥氮平与硝西泮存在用药风险，应注意防范，可提请多学科会诊进行干预。

【护理措施】

详见各章节。

（邵 静 费 琤）

参 考 文 献

[1]张瑞敏. 护理风险管理与患者安全[M]. 北京:军事医学科学出版社,2009.

[2]马莉,柳学华. 精神科护理评估技术手册-思路与实践[M]. 北京:北京大学医学出版社,2017.

[3]王建平,张宁. 变态心理学[M]. 北京:中国人民大学出版社,2009.

[4]刘哲宁. 精神科护理学[M]. 北京:人民卫生出版社,2015.

[5]Richard F. Ramsay,Bryan L Tanney,Roger J. Tierney,et al. Suicide Intervention Handbook[M]. Living Works Education,Inc. ,10nd ed. Canada,2004.

[6]王舟,谢斌,卞茜. 哥伦比亚自杀筛选问卷对高中生自杀风险评估的信效度[J]. 中华精神科杂志,2015,48(2):104-108.

[7]中华医学会精神医学分会精神分裂症协作组. 激越患者精神科处置专家共识 [J]. 中华精神科杂志,2017,50(6):401-410.

[8]张娟. 扩展版布罗塞特暴力风险评估量表的效度和信度[J]. 中国心理卫生杂志,2016,30(10):752-757.

[9]洪巧丽,陈白丽,李香临. 精神障碍患者服药不依从行为调查分析与护理[J]. 全科护理,2013,11(6):566-567.

[10]向英袁,刘俊秀. 住院患者服药依从性管理及影响因素分析[J]. 医学信息,2016,29,(11):61-62.

[11]顾娟,曾丽,罗莉. 医护一体化模式对住院患者治疗依从性的影响研究[J]. 实用临床医药杂志,2015,19,(14):46-52.

[12]宋岳涛. 老年综合评估[M]. 北京:中国协和医科大学出版社,2012. 8.

[13]潘凌,方圆,陈琳,等. 简易机体功能评估和计时起走测试评估老年人肌肉功能和肌力及肌量的价值研究[J]. 中国全科医学,2017. 20(2):150-153.

[14]韩斌如. 压疮护理[M]. 北京:科学技术文献出版社,2013.

[15] Interventional procedures guidance. Transcutaneous neuromuscular electrical stimulation for oropharyngeal dysphagia[OB:EL]. https://www.nice.org.uk/guidonce/IPG490,2014. 5.

[16]陈彦方. CCMD—3 相关精神障碍的治疗与护理[M]. 济南:山东科学出版

社,2001.
[17]关艳华,夏志春. 精神科常用护理技能规范培训手册[M]. 北京:人民卫生出版社,2016.
[18]韩雪梅,钱秀华,金英日. 精神科外走行为发生原因与护理对策[J]. 中国保健营养,2013,11(上):6646-6647.
[19]张明园,何燕玲. 精神科评定量表手册[M]. 长沙:湖南科学技术出版社,2019.
[20]邱照华. 精神科实习手册[M]. 台湾:华杏出版机构,2015.
[21]陈旭娇,严静,王建业,等. 老年综合评估技术应用中国专家共识[J]. 中华老年医学杂志,2017,36(5):471-477.